本人と支援者が教える！

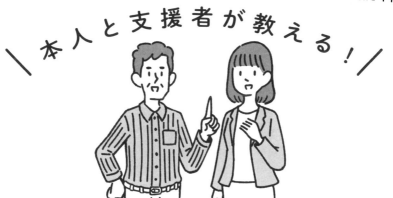

認知症

になったあとも

「ひとり暮らし・仕事」を続ける方法

レビー小体型認知症 本人
かもした まこと

東京都多摩若年性認知症
総合支援センター
来島みのり

SHOEISHA

JN094481

9 外出時の忘れものを減らそう

来島 余裕をもった準備が大切です。

かもした 目的別に、必要なものを小袋にまとめています。

目的に合わせた小袋を用意する

私は、**出かける目的別に小袋**をつくっています。小袋は、次のようなものです。

■ **基本パック**（常に持ち歩くもの）

スマホ、財布、障害者手帳、ハンカチ、ポケットティッシュ、筆記用具、ノート、手帳、マスク、ゴミ袋、エコバック、反（炎遮で着用）、カギなど

■ **通勤パック**

身分証明書、社員証など

■ **通院パック**

診察券、保険証、お薬手帳、自立支援医療受給者証、自己負担上限額管理表、問診用資料など

■ **講演パック**

置き時計、ノートパソコン、USBメモリなど

これらを組み合わせて持ち歩いていま

✓ できるだけ1文・1段落を短くしています。「どこまで読んだのか」がわかりやすいです

す。たとえば、病院に行くときは「基本パック＋通院パック」などです。

小袋を用意するようになってから、混乱することが少なくなりました。

余裕をもって準備をしよう

時間に追われていたり慌てていたりすると、誰でも忘れものをします。

支度に時間のかかる当事者を急かすご家族もいらっしゃいますが、急かされると焦ってしまい、忘れもののリスクはより高まります。

そのため、**ご家族に急かされる場合は、理由**（急かされるとより忘れ物のリスクが

✓ 重要な部分にはマーカーを引いています。「ここだけ読んでもOK」です

高まる）**を伝えたうえで、急かさないようにお願いしましょう。**

外出時の忘れものを減らすためには、出かける前日に必要なものを確認しながらかばんに入れるなど、余裕をもって準備することが大切です。

かばんごと忘れてしまわないように

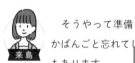
そうやって準備をしても、かばんごと忘れてしまうこと〔も〕あります。

かばんを玄関に置いてお〔く。あるい〕は、ドアノブにかけておくなど、あらかじめ準備することで、かばんを忘れることを回避できます。

支援者の支援内容や制度について知りたい方は「来島」に続く文章を読んでみてください

049

2016年の開所以来、私が勤務する東京都多摩若年性認知症総合支援センターへ、1年につきおよそ100人の方々が相談にいらっしゃいます。私たちが相談者に最初にお伝えしていることは「勇気を出して相談に来てくださることへの感謝の気持ち」です。

相談者の多くは、認知症と診断されたことに絶望したり、あるいはその診断自体を受け入れられなかったりと、非常に辛い思いをされています。そして、認知症であることを秘密にしておきたい気持ちもあるので、診断された事実を誰かに打ち明け相談する気持ちにはなかなかなれません。

なかには、1年以上経過してようやく私たちの相談窓口に電話をされた方もいらっしゃいます。「電話を手にしてみたものの、ためらって電話を置いてしまう。その繰り返しをしているうちに1年が経過してしまった」とおっしゃっていました。誰かに認知症を打ち明けて相談することはとても勇気のいることなのです。

本書を手にしてくださった方のなかにも、認知症と診断された本人やそのご家族がいらっしゃることと思います。一歩踏み出し本書を手に取ってくださったことに、感謝の気持ちをお伝えしたいです。

私たちの社会において、若年性認知症の実際とそれに対する支援の方法は、残念ですがまだ十分に知られていません。

本書は若年性認知症本人のかもしたまことさんと、認知症専門の相談員である私が内容について話し合いながら執筆しました。認知症本人と支援者の両方が、いままで実際に体験してきたことや、支援の事例などを紹介し、またそのなかで活用した社会資源や社会保障制度などを解説します。

認知症の本人とそのご家族、あるいは支援者のみなさまに役立つ1冊になれば幸いです。

2023年11月 来島みのり

かもした

　私は、認知症の当事者で来年還暦を迎えます。レビー小体型認知症の診断を受け8年が経過しました。現在、現役のサラリーマンでの勤続は30年を超えています。

　診断前は仕事が思うようにできず、周囲のプレッシャーなどもあり「仕事を辞めてしまいたい」と思うこともありました。ただ、自分で何か悪いことをしたわけでもなく仕事を辞める理由が全くないということもあり、悩みました。

　その後、部署異動をして、周囲の環境の変化、行政などの支援者や当事者などとお話をしたことで、徐々に認知症を受け入れることができました。そして、それらの経験則からさまざまな工夫をすることで、仕事も趣味もあきらめずに意欲的に活動できています。

　ボランティア活動としては、今年からスタートした「オレンジドア@たちかわ（オレたちチームオレンジ）」の代表を務め、「おれんじドアはちおうじ」ではピアサポーターとして参加。各地で講演活動をおこなうなど「同じ立場の当事者を勇気づけたい！」と思い活動しています。

　また、私と同じような悩みや問題を抱える人に、私の工夫や教訓をお伝えすることで、少しでも役に立つことができるかもしれないと思い、執筆を決意しました。

　昨今、認知症基本法が成立し社会の関心度も高まりつつあります。今では私の職場内でも相談窓口が開設されました。認知症を隠しながら生きていくのではなく、認知症であるという事実を伝えたうえで、自分らしく堂々と生きていける環境になりつつあるなと感じます。

　行政手続きを済ませ、手厚い行政支援を利用し、これまでの自分の生き方を変えず、仕事も趣味も夢も諦めることなく、希望を持てる世の中が近いことを確信しています。

2023年11月　かもした　まこと

目次

第 1 章 認知症・若年性認知症って？

第 2 章 認知症と診断されてから

第 3 章 「自立した生活」をできるだけ続けるためには？

第 **4** 章

「仕事」を
できるだけ
続けるためには？

第 **5** 章 症状が
変化してきたとき
のつきあい方

認知症・若年性認知症って？

本書を手にしてくださった方は認知症にどのようなイメージを抱いていらっしゃるでしょうか。実際に身近に認知症と診断された人がいれば、その身近な人をイメージするかもしれません。しかし、認知症の症状は、その人のお人柄なども大きく影響しますので、人それぞれです。みんなが同じというわけではありません。

　また、認知症は高齢者がなる病気だと思っていらっしゃる方もいるでしょう。認知症は高齢者だけのものではありません。本書の著者でもある、かもしたまことさんのように、50代という若さで認知症になる方もいらっしゃいます。かもしたまことさんは認知症になって多少不自由なことがあるなかでもお元気に現役で働いていらっしゃいます。

　ここでは、かもしたまことさんの経験と私の相談事例などを交えながら、認知症と若年性認知症の特徴などについて紹介します。

1 認知症・若年性認知症とは

> 来島 認知症とは、正常だった認知機能が低下し、
> 生活に支障をきたすようになった状態のことをいいます。

まずは認知症を理解しよう

そもそも認知症とはなんでしょうか。驚かれる方もいらっしゃるかもしれませんが、認知症とは病気を指す言葉ではありません。

『認知症疾患治療ガイドライン2010』（日本神経学会）では「認知症とは、一度正常に達した認知機能が後天的な脳の障害によって持続性に低下し、日常生活や社会生活に支障をきたすようになった状態を言い、それが意識障害のないときにみられる」としています。(1)

つまり、**認知症とはそれ自体が病気そのものを指す言葉ではなく「ある状態」を指す言葉**なのです。

このガイドラインでは、認知症や認知症状をきたす主な疾患・病態を70種類以上紹介しています。

70種類以上ある、なんらかの疾患・病態を原因として現れる、さまざまな症状

により、日常生活や社会生活に支障をきたすのが認知症です。

認知症の原因として数が多く、よく知られているのは①アルツハイマー型認知症、②脳血管性認知症、③レビー小体型認知症、④前頭側頭型認知症です。

本書ではそれぞれの特徴に関する解説は省きます。もし気になる方がいらっしゃいましたら、政府広報オンライン「知っておきたい認知症の基本」などをご覧ください。（2）

認知症より少ない若年性認知症

来島

認知症と同様、若年性認知症も病気そのものを指す言葉ではありません。

若年性認知症とは「18歳以上64歳以下の人が発症する認知症の総称」です。

病理（病気の原理）的には高齢者の認知症との違いはありません。先ほど説明したとおり、70種類以上ある、なんらかの疾患・病態を原因として現れる症状なのです。

若年性認知症の特徴は、高齢者に比べて患者数が非常に少ないことです。日本には若年性認知症の方が約3.6万人（2020年度時点）いるとされています。その一方で、高齢者の認知症は2025年には約700万人になると推計されています。（3）

2 若年性認知症の特徴

来島 若いからこその課題①〜⑤があります。
かもした ショックが大きく家族になかなか言えませんでした。
診断されてから7年以上経過したいまでは、
できることは多いなと感じています。

若年性認知症ならではの課題

高齢者の認知症と病理的な違いはありませんが、あえて若年性認知症として区別しています。

なぜなら、若いときに認知症になると、高齢者の認知症にはない、さまざまな課題が生じるからです。主な課題は次のとおりです。

①本人と家族のショックが大きい

若年性認知症と診断されることによる、本人と家族のショックの大きさは計りしれません。

「もともと数の少ない若年性認知症になってしまった」という事実は受け入れがたいものです。

筆者のもとへ相談にくる方のなかには認知症と診断され「なぜ私が認知症にな

らなければならないのか」と感じたり「いなくなりたかった」と自分の存在を否定されたように感じたりした方もいらっしゃいました。

ほかにも、私と一緒に診察に行った方が医師から認知症の進行を告げられ、診察室を出た瞬間に「俺、頭がバカになってしまったんだ！」と叫んだこともありました。

また、家族も本人と同じように大きなショックを受け苦しみます。病気が原因であると頭では理解しているつもりでも、本人が直前のことを忘れてしまったり、同じ質問を繰り返したりするとつい叱ってしまうことがあります。

しかし、家族の多くは本人を責めてしまったことを後悔し、その後自分自身のことを責めてしまうのです。

本人と家族の多くが「この辛い気持ちは当事者でないとわからない」と話しています。

認知症と診断されることによるショックの大きさは、なかなかわかりあえるようなものではない、ということでしょう。

かもした

診断当初は「4〜5年で寝たきり、10年で死ぬかも」と思っていたので、とてもショックが大きく、家族にも言えませんでした。

診断から数年経過して、どうやら上記に当てはまらないということがわかり、家族に伝えることができました。

②認知症とわかるまでに 時間がかかる

「認知症は高齢者のもの」というイメージがあります。そのため、認知症の症状があっても、年齢が若いと、本人やその家族は認知症の可能性を疑いません。

まれなことですが、かかりつけ医ですら認知症を疑わないこともあるのです。

また、認知症の症状がみられても、うつ病や更年期障害などを疑って受診する病院の選択を誤り、適切な対応が遅れることもあります。

うつ病の薬を飲むと、副作用により、もの忘れなどの状態が悪化したり、体調不良をおこしたりする方もいらっしゃいます。

加えて、認知症の初期には、症状は出ているもののMRI画像に所見が認められない場合もあります。

認知症の疑いがあるのであれば、より詳細な画像検査や心理検査をおこなうなど、総合的な判断ができる医療機関を受診しましょう。

私も自分が認知症と気づくまで、約2年ほどかかりました。

仕事で、いままでだと絶対なかったようなミスが増えてきても「少し疲れているのかなぁ？」と思うだけでした。まさか自分が認知症だ、とは思いませんでした。

③就労と経済的な問題

本人が就労している割合が高いのも高齢者の認知症と違う特徴です。

本人が就労している場合、**勤務先に「認知症と診断されたあとも一緒に働く」という前例がないことが多い**です。

そのため、勤務先は「認知症と診断された人の雇用を継続できるか」という難しい判断を迫られることになります。

「東京都若年性認知症生活実態調査（平成20年8月）」によれば、「本人の仕事の有無」について「「働いていない」が87.2％（41人）。そのうち75.6％（31人）は、認知症になる前は「仕事をしていた」と回答」しました。（4）

仕事を続けることが難しくなれば、経済的な問題が生じます。住宅ローンや子どもの養育費・学費の支払いなどが難しくなるなどです。

たとえば、自営業を営む父親が、アルツハイマー型認知症となって収入が途絶え、子どもの学費を支払うことが難しくなったため、子どもが退学を余儀なくされた事例もあります。

私の場合、認知症の症状が出てきてから別部署に移ったので、給料は減りました。

ただ、認知症の症状とうまくつきあって仕事をしてきたので、生活に支障をきたすまではいかなかったです。

④家庭的な問題に発展する

来島　若年性認知症になった方のなかには、子どもがまだ未就学児の方もいます。

幼い子どもに、親（自分）の認知症のことを話さないといけない状況は、心理的な負担がすごく大きいです。

もちろん未就学児の子どもでも、親の行動の変化を感じ取れるため、いつまでも隠し通すことはできません。

また、子どもが親の介護を理由に友達と遊ぶことを諦めるなど、ヤングケアラーの問題も生じる可能性があります。

「ヤングケアラー」とは、本来大人が担うと想定されている家事や家族の世話などを日常的におこなっている子どものことです。ヤングケアラーたちの責任や負担が重すぎると、学業や友人関係などに影響がでることがあります。(5)

かもした　私は独身なため、家庭的な問題はあまり発生しませんでした。ただ、**認知症が進行したら「妹が私の世話をしてくれる」ということは決めてあります。**

⑤社会資源が限られている

来島　若年性認知症の方が活用できる社会資源が限られている、という課題もあります。

症状が進めば、福祉サービスが必要となることが多いです。しかし若年性認知症の本人は高齢者ではなく、また、一般的な障害者とも異なります。

そのため十分な支援を受けられず、利用できる社会資源も限られているのが現状です。

そんななか、若年性認知症の当事者である丹野智文さんが「おれんじドア*」という相談室をつくりました。

*「おれんじドア」とは、認知症の当事者同士で、もの忘れに対する工夫を共有したり、趣味の話をしたり、近況を報告したり、自由にお話できる場です。(6)何か立派なことを話さなくてはならないということはありません。いま、この「おれんじドア」の取り組みが全国に広がりつつあります。かもしたさんも、東京都立川市で「オレンジドア@たちかわ」を立ち上げました。気になる方は【おれんじドア 関東】など、「おれんじドア」とお住いの地域を入力して調べてみてください。

かもした

私は、職場の相談窓口などは積極的に利用しています。

また、職場以外だとBLGなどの、「社会参加」の場もありますね。全国にいくつかあるようですので、気になる方は「BLG」で調べてみてください。

3 若年性認知症ならではの強み

来島 「人間関係がはっきりしている」「スマートフォン・パソコンの活用が苦ではない」などの強みがあります。

かもした うまく症状をコントロールしつつ対策をとれば、できることは多いです。

若年性認知症だからこそできること

若年性認知症の方は、体力という点ではお元気です。

私の知っている若年性認知症の人のなかには、職場や地域のスポーツサークルに所属している方もいらっしゃいます。

高齢者に比べ、会社の同僚や趣味の仲間、地元の友人など、人間関係がはっきりしていることも強みです。

人間関係を大切にしてきた人の場合、たとえ認知症と診断されても、周囲の人が当事者との関係を維持しようとしてくれることもあります。

また、スマートフォン（以降スマホ）やパソコンを使うのが得意な方（当事者）もいます。そういった方は、**自ら情報を収集し、生活に困らないように工夫を**していらっしゃいます。

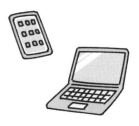

さらに、若年性認知症についてSNSで発信したり、リモートで講演活動をしたり、啓発活動に携わったりしている方もいます。

このように、若年性認知症と診断されても、何もできなくなるわけではありません。

また、**診断があった日から、いきなり何かが変わるわけでもありません。**

多くの相談者はこれまで通りの生活を送っています。若いからこそ楽しめることはたくさんあります。

自分の症状を理解すればつきあっていけることも

かもした

私は軽度のレビー小体型認知症であるため、工夫をすればまだまだできることも多いです。

また、脳の調子がよいときと悪いときの差が極端だなと感じています。

ただ、極端な状況でも、**うまく自分をコントロールできれば、効率よく立ち回ることができます。**

自分の弱点を十分理解したうえで、しっかり対策をとることが大切です。本書で、私がしている対策を紹介していますので、是非参考にしてみてください。

第 2 章

認知症と
診断
されてから

相談者のみなさんは「認知症と診断される前から、軽度の症状が現れて、不安を抱いていた」と話されます。新しいことを覚えられなかったり、簡単な仕事なのにミスをしてしまったり、自分の身に何がおきているのかわからなかったそうです。

　そして認知症と診断されると、診断される前と後では全てが変わってしまったように感じる人も少なくありません。「あと何年生きられるのか」「数年で寝たきりになるのではないか」と考え、不安でいっぱいになる人もいます。

　たしかに、長い時間をかけて徐々に変化はしていきますが、診断されたその日から、急に記憶や身体の機能などが変わるわけではありません。"急に"変わるのは記憶や身体の機能ではなく、本人と家族の気持ちのほうなのです。

　ここでは、かもしたまことさんが、診断されてから今日に至るまでの変化について解説しています。一例として参考にしていただけると幸いです。

4 現実を受け入れて 将来を前向きに考えてみよう

来島 インターネットの情報を信じすぎないようにしましょう。

かもした 症状を理解しつつ、当事者会などに参加したことで、現実と向き合えるようになりました。

初めは認知症を受け入れられなかった

かもした 私は、いまから約8年前に「レビー小体型認知症」と診断されました。

診断されたときは「すぐに記憶がなくなるのではないか」と思い、すごく怖かったのを覚えています。

また「すぐに死んでしまうのではないか」と思い、エンディングノートを書いたりもしていました。

認知症であることがなかなか受け入れられず、先の見えない不安な日々を過ごしました。

ただ、過ごすなかで「これが認知症による症状なのだ」とわかってくる部分もあり、少しずつ冷静さを取り戻すことができました。

希望を持てるようになった

かもした

そのあと、**行政の手続きなどを済ませ、支援センターや当事者会などに参加**するようになりました。

こういった行動をとったことで、ようやく現実と向き合えるようになったと思います。

当事者会などに参加したことで、将来への希望を持つこともできました。

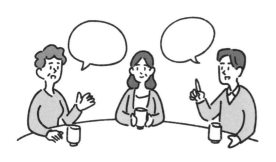

すぐに寝たきりになるわけではない

来島

まず、私がお伝えしたいのは「**インターネットなどの情報に振り回されないでほしい**」ということです。

認知症と診断された当事者と、そのご家族の多くは、診断前や診断直後から、認知症についての情報収集を始められるかと思います。

相談に来られる方のなかには、情報を調べるうちに、将来への不安から「マイナスな情報ばかり見てしまう」という方もいます。

たとえば、インターネットには「アルツハイマー型認知症は7年で寝たきりになる」という情報があります。この情報をみたときにショックを受け、ますます不安を高めてしまうことがあるでしょう。

では、実際はどうなのでしょうか？

私はこれまで400名以上の若年性認知症の方と関わってきました。

そのなかで、私が言えることは「**認知症になってから、寝たきりになるかどうか、あるいは寝たきりになるまでの期間には、個人差がある**」ということです。

50代で認知症と診断されても、70歳過ぎた現在、福祉サービスなどを全く利用せずに、元気に過ごしている方もいます。

残念ながら、認知症と診断されたあとにがんがみつかり、がんの影響で介護を受ける状態になった人もいます。

介護が必要になる理由は人それぞれ

人が介護を必要とするようになる理由は、認知症に限らずさまざまです。

「認知症＝すぐ寝たきりになる」ということをイメージする人もいますが、決してそんなことはありません。

本書の著者かもしたさんも、診断されてから8年経過していますが、まだ現役で働かれています。

彼は自分のことを「8年で寝たきりに

ならない生き証人である」と話しています。

多少不自由なことが あっても生きていける！

かもした

何も好き好んで「認知症になりたい」と思う人は、1人もいません。

選択の余地もなく、認知症と診断されて、すでに8年が経過しました。

認知症と診断されてから、認知症の進行を緩めるためによいとされているような対策は、可能な限り試してきました。ただ、効果があるのかは、自分1人ではわからないものです。

しかし、私の認知症の進行は比較的緩やかだなと感じています。

いまも認知症の症状によって、多少不自由なことはありますが、寝たきりになることもなく生きています。

週5日（平日）は仕事をしていますし、休日には認知症に関するボランティア活動をしています。

また、80ページで紹介するような趣味や新しい挑戦などを通して、いろいろな人と出会えています。

そういったことがとても新鮮で楽しく、生きがいになっています！

5 当事者が「しててよかった」と思うこと

かもした 自立した生活を続けるための準備は大切です。
キーパーソンや緊急連絡先を決めたり、
エンディングノートを作成したりしました。

キーパーソンを決める

かもした

認知症と診断されたとき、私はひとり暮らしをしていました。

「ひとり暮らしは続けたい」と思っていたので、近くの街に住んでいる家族に相談し、キーパーソン（意思決定などの要となる人）になってもらいました。

財産の管理や契約関係、身元保証人などは家族に頼んでいます。

こういった準備をしたことで、いまもひとり暮らしを続けられているのかなと思います。

来島

家族のいない人の場合は「成年後見制度」を活用していたりします。知的障害・精神障害・認知症などによって1人で物事を決めることに不安や心配がある場合に、いろいろな契約や手続きをお手伝いしてくれる制度です。(7)

エンディングについて考える

かもした　認知症と診断されたあと、私はエンディングノートを作成しました。

いつ自分で判断できなくなるかわからないので、ほかの人に迷惑がかからないようにしたいと思いました。

エンディングノートには、施設に入りたいタイミングや、延命治療に関する意思などを書きました。

また、有価証券などはできるだけ現金化（単純明瞭化）し、わかりやすくするなどの工夫もしています。

家族以外の緊急連絡先をつくる

かもした　また、最近になってからですが、緊急時に助けを求めることができる存在を、家族以外につくりました。

その方は認知症の方への支援に興味があったようで、当事者会に参加されており、そこで知り合いました。

風邪をひいたときなど、1人で対処するのが難しいときに、助けてもらったりしています。

また、相手が困っているときは、私が助けたりなど、お互いに頼り合う関係です。

「自立した生活」をできるだけ続けるためには？

いまの生活を維持するために大切なことは「忘れてしまっても困らないように工夫すること」です。

　もの忘れがあったとしても工夫次第で、支障なく生活を送ることができます。

　相談者の方々は、日々さまざまな工夫をしながら、もの忘れを防止されています。もちろん、うまくいくこともあれば失敗することもあるようです。

　思いつく限り、できるだけ多くの方法を試し、最終的に失敗が一番少ない方法を「自分なりのもの忘れ対策」として選択するといいでしょう。

　ここでは実際に認知症の方々からおうかがいした、さまざまな対策をご紹介します。

6 どのような通院生活を送っている?

来島 通い方は、本人・家族・主治医で話し合って決めましょう。
かもした 私は1か月または2か月に1回、1人で通院しています。

飲んでいる薬に合わせた通院生活

かもした 私の場合は、飲んでいる薬によって通院頻度が変わります。「1か月に1回」のときと「2か月に1回」のときがあります。

また、薬（睡眠薬など）を変えたときは、通院のタイミングを早めたりもします。

薬による副作用が出てきて辛いときや、薬の効果が薄くなってきたときなどは、きちんと主治医に相談するようにしています。

また、薬の飲みすぎに不安を感じたときも、減らせないか相談したりしますね。

たとえば、私は高血圧なので、それをコントロールするための薬を飲んでいるのですが、少しでも薬を減らせるように食生活を改善したり運動をしたりしています。

付き添いの有無は
人それぞれ

かもした

付き添い（同伴）がいると「1人では何もできない」と思われてしまうこともあるので、**1人で通院できる間は、このまま続けようと思っています。**

来島

多くの方は、誰かと一緒に病院に行っています。1人で行くと、医師の説明や指示を忘れることがあるためです。

また、大学病院などの規模の大きい病院では、受診科が多く、受付から最後の会計までの「場所」や「手順」が複雑でわかりにくい場合もあります。

一方、かもしたさんのように1人で受診している方もいらっしゃいます。かもしたさんは自身の困りごとを医師に伝え、医師からの指示も忘れないようにされています。

このように、認知症だからといって、必ず付き添いが必要なわけではありません。

「認知症だから」
という考えは捨てよう

来島

相談者のなかには、1人で問題なく対応できるにもかかわらず、認知症であると告げられた途端、医師に家族の付き添いを求められた方もいらっしゃいます。

その方は「認知症は1人で受診できないという偏見を目の当たりにして、深く傷ついた」とおっしゃっていました。

この方は、**通っている病院に配置されていた認知症認定看護師（認知症の分野に特化した看護師）に相談**をして、自身の思いを伝えたことで、病院側の対応を改めてもらっていました。

話し合って決めることが大切

反対に、本人だけでは医師の指示を理解することが難しくなってきているにもかかわらず、家族の付き添いがなかったという例もあります。

この例では、医師からの重要な指示の内容を本人も家族も把握できず、その結果適切な服薬ができませんでした。

家族が一緒に病院に行かなかったのは、認知症の事実があまりに辛く、受け入れがたいものだったからでした。

認知症を否定し「きっと問題はないから本人だけでも対応できる」と思いたかったのです。

かもしたさんのように**1人で対応できる人は、1人で通院**すればよいでしょう。

逆に、もし**本人に不安があるのであれば、誰かと一緒に病院に行く**ようにすればよいと思います。

「認知症ならば誰かと一緒に行動することが当然」とするのではなく、ほかの

病気と同様、本人の気持ちと状態を尊重しながら、当事者間で話し合って判断することが大切です。

本人と家族の感じ方の違いを共有する

来島

本人は困っていなくても、家族が「本人は困っているのではないか」と考えていることもあります。この、本人と家族の感じ方の違いを、医師に知ってもらうことも大切です。

ただし、本人の前で家族が気になっていること、たとえば本人のもの忘れや失敗などを、医師に伝える際には配慮が欠かせません。

認知症のあるなしにかかわらず、自身の失敗を他人の前で並べ立てられて、気持ちのよい人はいないでしょう。

その一方で、家族からの情報もとても重要です。本人のいる前で言いにくいことは、医師にメモを渡して伝えたり、ソーシャルワーカーを通じて伝えたりしてもよいでしょう。

家族に余裕がなくなり本人への配慮を欠いてしまうことは珍しくありません。

配慮を欠いた結果、ますます本人と家族の関係性が悪くなり、家族の気持ちに余裕がなくなる事例もあります。

気持ちに余裕がないと気づいたときこそ、立ち止まって深呼吸をしてみてください。

7 主治医に伝えるべきこと を伝えよう

対策

来島 主治医に伝えたいことが複数ある場合は、
優先順位をつけるようにしましょう。

かもした もの忘れなどの出来事は、
5W1Hを意識してメモに残し、主治医に伝えています。

1人で通院するための 工夫

私は、基本的に1人で通院をしています。そのためには「**主治医にきちんと症状を伝える**」「**主治医に言われたことを覚えて帰る**」などが大切になってきます。

私がどういった工夫をしているのか、1つずつ紹介します。

主治医に頼まれている ものを準備する

私は高血圧なこともあり、主治医から体重や血圧を毎日測定するように言われています。

それぞれ毎日測り、表で管理しています。エクセルなどでもいいのですが、私はノートに手書きで記録しています。

また、薬による副作用などが出てきたときも、一緒に記録しています。

最近の出来事を伝える

かもした

　まず、病院に行ったときに、最近あった出来事を主治医に伝えなければいけません。たとえば、もの忘れをしたエピソードなどです。

　このとき、私が意識しているのは「5W1H（いつ・どこで・何を・誰が・なぜ・どのように）」です。

　たとえば、ある日、頼まれた仕事を忘れたとします。そのとき、すぐに、その場で次のような内容をメモに残します。

　メモを残すのは紙でもいいですが、携帯のカレンダーなどに入力すると、記録時間なども残るので便利です！

■ メモの内容

【いつ】△△年△月△日△時
【どこで】職場
【何を】仕事の内容（1週間前に頼まれていたこと）
【誰が】私
【なぜ】メモをし忘れた
【どのように】仕事相手から言われて、忘れていたことに気づいた

話す内容に優先順位をつける

来島

　医師の多くは、1日数十人の診察を抱えており、1人ひとりの診察に長い時間をかけられません。

　「気になることをすべて主治医に伝え

たい」という気持ちはわかります。家族のなかには、本人や自分たちに起こったさまざまな出来事の1つひとつを、主治医に聞いてもらおうと細かく説明する方もいらっしゃいます。

しかし、時間には限りがあります。主治医もある程度は耳を傾けてくれますが、何を言いたいのかわからない話が長く続くと、次の患者のために診察を終了しなければならなくなります。

その結果、本人と家族は本当に伝えたかったことが言えず、不完全燃焼のような状態で診察を終えることになるのです。

「主治医が話を聞いてくれない」と不満を口にされる方がいらっしゃいますが、このような理由もあると思います。

こうしたことがないように「主治医に最も伝えたいことは何か」診察の前にあらかじめ考えておくことをおすすめします。

■ 例：主治医に伝えること
（1）前回の受診以来、体調や気持ちで変化したこと
（2）異動や退職などの節目となるような出来事
（3）道に迷うなどの日常で起こった出来事

伝えたい出来事にその内容を要約するようなタイトルをつけ、優先順に、箇条書きにしておくとよいでしょう。

そしてその出来事を始めから詳しく話すのではなく、まずタイトルを伝えてみましょう。

主治医が気になれば、そのエピソードについて質問してくるはずです。反対に主治医に質問したいことがあれば、優先順に箇条書きにしておくとよいでしょう。

主治医に言われたことをメモする

かもした

また、病院に行くと、主治医からいろいろなお話があると思います。

生活のなかで気をつけるべきことや、薬の変更などは、手帳サイズのノートにメモしています。

薬の変更は、病院のあとの薬局で聞かれたりもするので、とても大切です。

■ 例：薬に関するメモ

【薬の余り】

寝る前２錠のところ、

１錠しか服用しなかったので

△△（薬名）が20錠余っている

【薬の変更】

□□（薬名）5mgから10mg

※いままで朝１錠のところ２錠服用に

※注意：めまい、胸痛などの副作用があるかもしれない

家族と一緒に病院に行く場合は……

来島

診察では最初に「前回の受診時と比べて生活や体調などに変化がないか」と主治医から質問があると思います。

この質問に答えるとき、本人と家族が気をつけなくてはならないポイントがあります。

主治医の質問は本人向け？家族向け？

まず、主治医が誰に向かって質問をしているのかを確認しましょう。

主治医が本人に尋ねているにもかかわらず、家族が「本人が適切に答えられないであろう」と思い、代わりに答えてしまうことがよくあります。

しかし、**主治医の質問のなかには「どうしても本人に答えてもらいたいもの」がある**のです。

主治医は本人が答えている様子を注意深く観察し、本人の状態を客観的に把握します。そのため「いまは本人に尋ねているのだ」と家族が答えるのを止める医師もいます。

自分の言葉で質問に答える

主治医が本人に対して質問をしているときは、家族は話したいことがあったとしても本人が答えたあとにしてもらいましょう。

そして、本人に気をつけてほしいのは**「できるだけ自分の言葉で答える」**ということです。

言葉が出にくくなると、家族を頼りがちになります。主治医が本人に対して質

問しているのに答えようとせず、家族に目を向けて、答えてもらおうとすることもよくあります。

言葉がうまく出ないことがもどかしかったり、あるいは恥ずかしかったりするため、という理由もあるでしょう。

しかし主治医は、本人から話を聞きながら「話をする力」や「表現力」などを観察しようとしています。本人が話さないと、これらを把握できません。

また、本人がいつも誰かを頼って、自ら話さずにいると、次第に話を組み立てられないようになり、さらに言葉が出にくくなってしまう場合もあるのです。

身振り手振りを交えてもよいので、可能な限り自分で答えることが大切です。

▶ 主治医とのやりとりのポイント

1	主治医に伝えたい出来事は５Ｗ１Ｈを意識してメモに残しておく	☐
2	話す内容に優先順位をつける	☐
3	主治医に言われたことは、きちんとメモをとる	☐
4	身振り手振りを交えながら、自分の言葉で主治医の質問に答える	☐

8 カギのかけ忘れを 防止しよう

対策

来島 ホワイトボードを使ったり、
からだに覚えさせたりする人もいます。

かもした 「お出かけ前チェックリスト」を活用しています。

出かける前は チェックリストを確認

かもした

私は、自分で**「お出かけ前 チェックリスト」**をつくっ て、玄関に貼っています。右 ページのようなものです。

マグネットも一緒に貼っていて、チェッ クした項目では「済み」にマグネットを 置きます。それが【確認完了】の印です。

チェックリストは、出かける直前に見

るようにしています。少しでも違うこと に意識がいくと、リストのことを忘れて しまうからです。

また、家を出る時間ギリギリまで用意 をしていると、余裕がなくなってしまっ て、いつもより忘れっぽくなります。そ んなときも、チェックリストがあると安 心できます。

このリストは、ほかの人に見られたく ないので、いつでも剥がせるように、玄 関の扉に磁石でとめています。

かもしたさんのお出かけ前チェックリスト

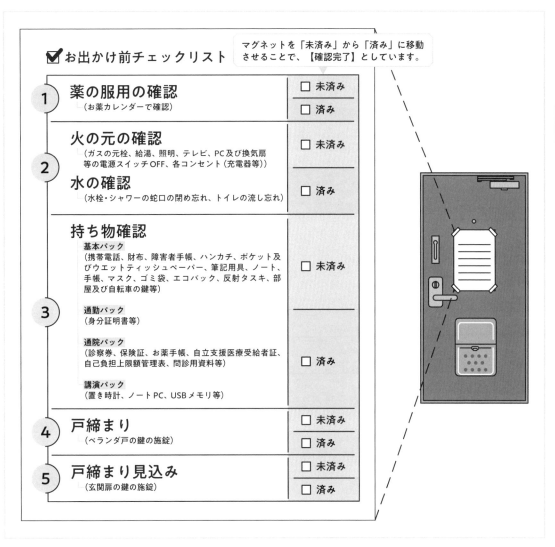

☑ お出かけ前チェックリスト

マグネットを「未済み」から「済み」に移動させることで、【確認完了】としています。

1 薬の服用の確認
（お薬カレンダーで確認）
□ 未済み
□ 済み

2 火の元の確認
（ガスの元栓、給湯、照明、テレビ、PC及び換気扇等の電源スイッチOFF、各コンセント（充電器等））
□ 未済み

水の確認
（水栓・シャワーの蛇口の閉め忘れ、トイレの流し忘れ）
□ 済み

3 持ち物確認
基本パック
（携帯電話、財布、障害者手帳、ハンカチ、ポケット及びウエットティッシュペーパー、筆記用具、ノート、手帳、マスク、ゴミ袋、エコバック、反射タスキ、部屋及び自転車の鍵等）
□ 未済み

通勤パック
（身分証明書等）

通院パック
（診察券、保険証、お薬手帳、自立支援医療受給者証、自己負担上限額管理表、問診用資料等）
□ 済み

講演パック
（置き時計、ノートPC、USBメモリ等）

4 戸締まり
（ベランダ戸の鍵の施錠）
□ 未済み
□ 済み

5 戸締まり見込み
（玄関扉の鍵の施錠）
□ 未済み
□ 済み

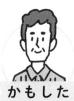

かもした

私の「お出かけ前チェックリスト」は、本書の最後のページからダウンロードできます。自分の困りごとなどを反映してから利用していただくと、より効果的だと思います！

第3章 「自立した生活」をできるだけ続けるためには？

「チェックリストを見ること」を忘れることも

かもした　まだ、私が何も工夫をしていないとき、薬を飲み忘れたり、カギをかけ忘れたりして、主治医に注意されたことがありました。それから、自分用のチェックリストをつくりました。

もちろん「チェックリストを見ること」を忘れることもあります。たとえば、急いでいるときや、時間がないときです。

また、マグネットを動かすだけで確認した気分になることもあります。

慣れすぎるとダメだなと思っています。ただ、一度失敗すると、また注意深く見るようになりますね。

対策グッズの活用も検討してみよう

かもした　私の周りにいる認知症の方がされている対策を紹介します。

1つ目として「キーファインダー」があります。キーファインダーとは、カギなどを失くしたときや家にものを忘れてきたときに、光や音で教えてくれるアイテムです。

ものに取り付けることができる仕様になっているので、**よく忘れるものや、絶対に持ち歩かないといけないもの**などに付けておきます。

また、GPS機能が付いているものも
あります。外出先で落としてしまっても、
落とした場所がわかるので安心です。

2つ目に「忘れものチェッカー」があ
ります。忘れものチェッカーは、自分好

みにアレンジできる点が便利です。

また、忘れもの対策だけではなく、**カ
ギのかけ忘れや火の消し忘れなどにも対
応**できます。

▶ もの忘れ対策に効果的なグッズ

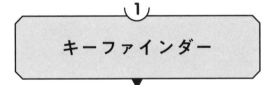

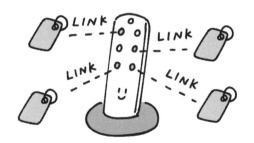

GPS機能が付いたタグをものにつけておくと
ものをなくしてしまっても、
GPSをたどればみつけることができます。

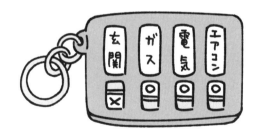

項目を自由に設定できるものもあるので、
自分用に作成して、もの忘れ対策に
活用してみるとよいでしょう。

スマホなどの活用も
検討しよう

　私のもとに相談に来られる方のなかには、**iPhoneの「Siri」を家電と連携**させて、活用されている方もいます。

　たとえば「照明を消して」と話しかけたら家の電気が消えるようにしたり、「8時になったら玄関にカギをかけて」と話しかけたら、8時にカギがかかるようにしたりです。

　家電の買い替えや、スマホの設定など、少し手間がかかりますが、便利ですので検討してみてもよいかもしれません。

玄関に貼り紙を
貼ってみる

　単純な方法ですが、認知症の初期段階では「貼り紙による注意書き」も有効です。

　玄関のドアに「カギを閉める」と書いた紙を貼るなどです。

　ただし、この方法を頼りにして、カギの閉め忘れ以外の内容でも貼り紙をするようになると、貼り紙が目立たなくなってしまって、そこに書かれていることを意識しなくなるようです。

　そのため、貼り紙をする場合は、**貼り紙の数などに注意する**とよいでしょう。

ホワイトボードを
活用する

　　　　　貼り紙は「カギを閉める」などの注意を呼び起こすことを目的として活用します。

　一方、ホワイトボードは必要な買い物や大切な予定など**「忘れてはいけないこと」**を確認することを**目的**として活用します。

　ホワイトボードに必要な情報が集約されているため、毎日そこだけを確認してから出かける人もいます。

　また、ホワイトボードは貼り紙とは異なり、すぐに消せるため、簡単に情報を更新することができます。

　ただし、済んだ事柄を速やかに消さないと、済んだことを忘れ、同じ買い物をしてしまうなどの失敗につながるため注意が必要です。

からだに動作を
覚えさせる

　　　　　「玄関のカギを閉めてから、バッグにカギを入れる」動作を繰り返しておこない、からだに覚えさせるよう努力した方もいらっしゃいます。

　それでも、ときどきカギをかけるのを忘れることもあるようです。ただし、その回数は以前より減ったと話されていました。

9 外出時の忘れものを減らそう

対策

来島 余裕をもった準備が大切です。

かもした 目的別に、必要なものを小袋にまとめています。

目的に合わせた小袋を用意する

かもした

私は、**出かける目的別に小袋**をつくっています。小袋は、次のようなものです。

■ 基本パック（常に持ち歩くもの）

スマホ、財布、障害者手帳、ハンカチ、ポケットティッシュ、筆記用具、ノート、手帳、マスク、ゴミ袋、エコバック、反射タスキ（夜道で着用）、カギなど

■ 通勤パック

身分証明書、社員証など

■ 通院パック

診察券、保険証、お薬手帳、自立支援医療受給者証、自己負担上限額管理表、問診用資料など

■ 講演パック

置き時計、ノートパソコン、USBメモリなど

これらを組み合わせて持ち歩いていま

す。たとえば、病院に行くときは「基本パック＋通院パック」などです。

小袋を用意するようになってから、混乱することが少なくなりました。

余裕をもって準備をしよう

時間に追われていたり慌てていたりすると、誰でも忘れものをします。

支度に時間のかかる当事者を急かすご家族もいらっしゃいますが、急かされると焦ってしまい、忘れもののリスクはより高まります。

そのため、**ご家族に急かされる場合は、理由**(急かされるとより忘れ物のリスクが高まる)**を伝えたうえで、急かさないようにお願いしましょう。**

外出時の忘れものを減らすためには、出かける前日に必要なものを確認しながらかばんに入れるなど、余裕をもって準備することが大切です。

かばんごと忘れてしまわないように

そうやって準備をしても、かばんごと忘れてしまうこともあります。

かばんを玄関に置いておく。あるいは、ドアノブにかけておくなど、あらかじめ準備することで、かばんを忘れることを回避できます。

10 かばんの中身を 把握しよう

対策

来島 かばんとものを紐で結ぶなどの工夫があります。
かもした 持ちものはできるだけ最小限になるようにしています。

かばんの中に ルールをつくろう

忘れものがないように、事前にかばんの中に必要なものを入れても「どこに何を入れたのかわからなくなる」方もいらっしゃいます。

かばんの中のものを出し入れしているうちに、ぐちゃぐちゃになって、必要なものを取り出せなくなることもあります。

そういったことを防ぐためにも、かばんのそれぞれのポケットに何を入れるか、ルールをつくるとよいでしょう。

ストラップをつける 方法も

ルール通りにかばんに収納することが難しい場合は、カギや財布、スマホだけでも、紐をつけたりして、かばんの取手に結びつけておきましょう。

紐でたぐれるようになるので、かばんの中で、ものを見失うことも少なくなると思います。

実際に、すぐカギの場所がわからなくなってしまう相談者がいました。彼女にこの対処方法を勧め、バネで伸びるタイプの紐を買いに、一緒に百円ショップに行きました。

彼女に勧めるだけではなく、お試しに私も同じものを購入して、かばんの取手とカギにつけてつなげました。おかげで、私もかばんの中のカギを探すことがなくなり、かなり重宝しています。

私も、カギには紐をつけています。**かばんの中での紛失防止もそうですが、紐をつけることで、忘れもの防止にもつながって**います。

持ちものは できるだけ最小限に

外で忘れてくる可能性もあるので、持ちものはできるだけ少なくなるようにしています。

たとえば、カード類は最小限にして、特に必要のないカードたちは自宅のカードケースに保管しています。

外出時のお会計は、なるべくキャッシュレスで済むようにしていますね！

11 片付けた場所を覚える工夫

対策

来島 前もってルールなどを決めておくとよいでしょう。

かもした 家に置くものはできるだけ少なくしています。また、自分以外の人がものを動かさないようにしています。

混乱しないための工夫が大切

まずは「**ものをできる限り少なくする**」ことが大切です。必要最低限のもの以外は、家に置かないようにしています。

また、私は「それぞれのものを置く場所」を決めています。このとき、**同じようなものは同じ場所に収納**しています（カード類はすべて同じBOXに収納するなど）。

最近は、家の中を掃除してくださる「生活援助」もありますが、私の場合、ほかの方にものを動かされると混乱してしまうので、自分で掃除などができるうちは、このような支援は活用しない予定です。

片付ける場所のルールをつくる

たとえば、書類などは、家だけではなく、仕事場などでも紛失しがちです。

ある方は、ファイルを用意し、書類の種類ごとに色の異なる、あるいはラベリングしているフォルダになおして、整理しています。

ただし、このように手間をかけて整理することが苦手な人は、書類は1つのプラスチックケースに保管することをルールとしている人もいます。

「必ずそのケースのどこかには必要な書類が入っている」ので、安心です。

そもそも「必要な書類がどれなのか」を見分けることが難しいときは、家族など第三者の手を借りるとよいでしょう。

▶ 資料の片付け方法

① 書類の種類ごとにラベリング

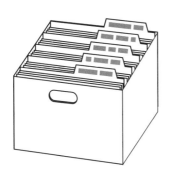

② 1つのケースに書類をすべて収納

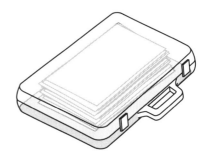

12 火の消し忘れに注意!

対策

来島 自動消火する機能や、音声ガイドが付いているIHコンロの活用も検討してみましょう。

かもした 絶対に火のそばから離れないようにしています。また「お出かけ前チェックリスト」で外出前の確認をおこなっています。

コンロの機能を活用する

私のもとに相談に来られる方の多くは、ご家族が本人に火を触らせないように対策されていることが多く「火の消し忘れ」はほとんどありません。

ただし、こういった管理は、調理できる本人の能力を奪ってしまうことにもなりかねないので注意が必要です。

また、「一定時間使用したままになっていると自動消火する機能がある」「音声ガイド付き」などのIHコンロを活用している人もいます。

調理中は特に気をつけよう

火事にはならなくても、火を消し忘れて、食材を焦がしてしまうことは避けたいものです。

たとえば電話が鳴って、火のそばから離れると、電話に意識が向き調理していたことを忘れてしまうことがあります。

そうすると、調理していたことを思い出すのは、焦げた臭いがするようになってからということになります。

こういった経験がある当事者の方は、**何があってもガスの前から離れないようにしている**そうです。

私も一度火をつけていることを忘れて離れてしまい、火事にはなりませんでしたが、危ないことがありました。

そのため、火をつけているときは、絶対に火のそばから離れないようにしています。

安全面を考えてＩＨコンロも買ったのですが、お湯が沸騰するまで時間がかかるので、最近はずっとガスでお湯を沸かしていますね。

また、出かける前は必ず「お出かけ前チェックリスト」(43ページ)で、火を消し忘れていないか確認します。

そのほかにも、私の周りには**キッチンタイマーで火の消し忘れを防いでいる人もいます。**

煮込み料理などをつくるときは、火のそばから離れないことはなかなか難しいので、タイマーでの管理が便利です。

13 外出時に迷子にならない ようにする

対策

| 来島 | スマホの活用やヘルプカードの携帯などがあります。 |
| かもした | 外出前に「行程表」を作成することも大切です。 |

認知症になってから 道がわからなくなった

認知症になったことで、いわゆる方向音痴になった方もいらっしゃいます。

左右や方角、自分のいる位置、あるいは景色などがわからなくなることが原因です。

相談者のなかには「通い慣れた道だったはずなのに、急に見慣れない景色に感じて、焦ってしまった」と話す方もいます。

スマホを活用しよう

迷子に有効な対策の1つは「スマホのナビアプリ」です。

ナビが目的地まで案内をしてくれます。**自分でナビを設定できなくても、家族など第三者に設定だけしてもらって、1人で外出**されている方もいらっしゃいます。

いずれにせよ、認知症になる前からスマホなどの機器の操作に慣れておかないと活用は難しいようです。

私自身もスマホの操作は苦手ですが、日頃から慣れるように努力しています。

ヘルプカードを携帯する

相談者のなかには、ヘルプカードを携帯している人もいます。

ヘルプカードとは、緊急連絡先や必要な支援内容などが記載されたものです。

障害のある方などが災害時や日常生活のなかで困ったときに、周囲に自分の障害への理解や支援を求めるためにあります。（8）

認知症の本人がヘルプカードを所持していたので、通りがかりの人が「その方が迷子になっていること」に気づき、警察に連絡をしてくれた、という事例もあります。

「ヘルプカードを携帯したい」と思っている方は、お住いの自治体に問い合わせてみてください。

もちろん、道に迷ったら尻込みせず、積極的に人に尋ねてみてください。認知症の有無にかかわらず、道を尋ねたり尋ねられたりすることは誰でも経験することです。

電信柱の住所なども参考に

かもした

　私は主に次の方法で迷子にならないように対策をしています。

■ GPS機能つきの地図アプリ

スマホに入っているアプリを活用しています。ただ、日光の反射で画面が見えづらかったり、方角が定まらないこともあります。そんなときは、次に紹介するようなほかの方法を試します！

■ 人に教えてもらう

人に聞くのは勇気がいるので、できるだけ避けたいのが正直なところです。ただ、どうしてもわからないときは、コンビニの店員や道にいる方に聞いています。

■ 電信柱の住所を見る

地図をみても所在地がわからないときは、近くの電信柱に書いてある住所を見ます（書いていないときもありますが……）。

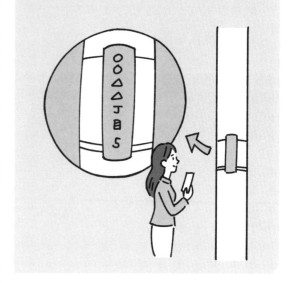

準備の段階でも きちんと調べておく

かもした

　道に迷ったときの対応も大切ですが、準備段階でできることもあります。

■ 事前に行程表をつくっておく

「あまり行かない場所」「久しぶりに行く場所」のときは、行程表をつくってプリントアウトしておきます。あとは、駅の出口や電車の何両目に乗るかも決めておきます。

■ 約束の1〜2時間前には到着する

迷子になって遅刻した最長記録が2時間なので、1〜2時間前には目的地に着くようにしています。約束の時間までは、目的地周辺で時間をつぶしていますね。

▶ 行程表（例：通院）

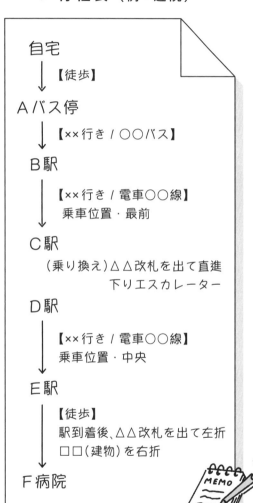

自宅
　【徒歩】
Aバス停
　【××行き / ○○バス】
B駅
　【××行き / 電車○○線】
　乗車位置・最前
C駅
（乗り換え）△△改札を出て直進
　　　　　　下りエスカレーター
D駅
　【××行き / 電車○○線】
　乗車位置・中央
E駅
　【徒歩】
　駅到着後、△△改札を出て左折
　□□（建物）を右折
F病院

14 自動車・自転車を 見直そう

対策

来島 当事者と周りで納得できるまで話し合いましょう。

かもした 定期点検やほかの交通手段の利用などをしながら、通勤時は主に自転車を使っています。

【自動車】認知症になってからも運転をすることは可能？

所定の手続きをとり、運転を続けている人もいます。

所定の手続きとは「警察署が指定している診断書の記載」を医師に依頼し、それをもって運転免許試験場や更新センターで更新手続きをおこない、記載内容に問題がなければ運転を続けられます。

ただし、**半年ごとに更新する**必要があり、それを負担に感じる人もいます。

【自動車】免許返納によって職を失うことも

若年性認知症の場合、運転免許を返納することで、さまざまな問題が生じます。

最も深刻なのは、自動車を運転しなければ働けない職業に就いている人です。そういった人にとって、運転免許の返納は「失業」を意味するのです。

実際に相談者のなかには大型車両の運転手や内装業、あるいは営業職などの職に就いていて、車の運転ができなくなったために失業された方がいます。

失業後は、家族の収入や障害年金、あるいは生活保護に頼らざるを得なくなり、家族全員が経済的に苦しい生活を余儀なくされる場合もあります。

また、若年性認知症の本人が親の介護をしており、親を病院に連れて行くために運転をしている方もいます。

【自動車】免許は 返納したほうがいい？

来島

私は、このような事情を知っているので「返納してください」と簡単に言えません。

一方で、認知症とわかっていながら運転を続けていると、**事故を起こした場合「故意の事故」と判断される可能性があり、大きな責任が生じます。**

免許を返納する場合、本人が納得して返納しない限り「免許や車を取り上げられた」と周囲を恨み、人間関係に亀裂が生じる場合もあります。

そのため、当事者や家族、周囲の人たちがしっかりと話し合うことが大切になってきます。

そのほかにも、認知症の当事者同士で「運転免許の返納についてどう考えているか」を話し合ってみてもよいでしょう。

すでに返納した人から話を聞き、決心がついた方もいます。簡単な問題ではな

いからこそ、納得いくまで話し合いを続ける必要があります。

【自転車】認知症になってから特に注意していること

かもした

私は通勤のときに、自転車を使っています。そのなかで気をつけていることがいくつかあります。

まずは基本的なことですが「①雨の日は乗らない」「②スピードは出さない」です。雨の日は、必ずバスを使うようにしていますね。

「日頃からバスでいいのでは？」と思われるかもしれませんが、自転車のほうがかなり時間短縮できることもあり、できる限り自転車を活用しています！

そのほかには「③道路と歩道の段差に注意」しています。

認知症の影響かはわからないのですが、段差が見えづらくなりました。そのため、段差には気をつけるようにしています。

また「④ブレーキの点検」は定期的におこなっています。ブレーキの効きなど自分ではなかなか気づけないので、第三者に見てもらっています。

最後に「⑤ほかに注意が向かないように、集中する」ようにしています。

これは、自転車に乗っているとき以外（歩いているときなど）も気をつけていますね。個人的には「人と話しながら歩いているとき」が1番危ないなと感じます。

私の場合は、このようにきちんと対策をしていれば、ほとんど毎日問題なく自転車に乗って通勤できています。

【自転車】
保険の義務化も

来島

なお、自転車で重大事故を招くと、その賠償金が高額になることもあります。

詳しくは83ページで解説しておりますので、ご覧ください。

▶ かもしたさんの
自転車チェックリスト

1 雨の日はバスなどの交通機関を利用する ☐

2 スピードは出さない ☐

3 道路と歩道の段差に注意 ☐

4 定期的に、第三者にブレーキなどを確認してもらう ☐

5 信号や周りを見ることに集中。ほかのことに意識を向けない ☐

15

電車やバスなども有効的に活用しよう

対策

来島 交通機関側の意識の変化も知っておくとよいでしょう。

かもした 当日の道順は、最新情報で事前に確認するようにしています。

最新情報をチェックしよう

かもした

私は病院に行くときは、電車やバスを使っています。59ページで紹介した行程表はきちんとつくるようにしていますね。

注意したいのは、駅などでおこなわれる工事です。知らないうちに工事が始まっていると、いままでと違う道を通らないといけなくなり、迷子になってしまうことがあります。

工事がされていないかなどは事前に確認し、当日の道順を最新情報で確認するように気をつけています。

交通機関側の意識も変わってきている

来島

ここでは、公共交通機関側の対応について説明します。よければ参考にしてみてください。

国土交通省が「交通事業者に向けた接

遇ガイドライン（認知症の人編）」*を作成していることをご存じでしょうか。

　作成の目的は「接遇を通して認知症の人や家族がいきいきと暮らしていける地域社会を実現していくこと」です。（9）

　このガイドラインの作成には、認知症の方々も参加しています。

　ガイドラインでは「目的地で降りられるかわからなくて不安になる」「トイレや出口の場所がわからない」など、実際にある困りごとが挙げられています。

　そして、当事者が希望することとして「通勤に公共交通を使い、仕事を続けていきたい」「新たに、慣れない公共交通機関を使って、新しい職場や作業所に通って、少しでも社会の役に立ちたい」など

があるようです。

　このような困りごとや希望に対応するための方法、ヘルプカードの紹介、地域連携のことなど多岐にわたるサポート内容が含まれており、とても充実した内容になっています。ぜひ一度ご覧になってみてください。

＊「交通事業者に向けた接遇ガイドライン（認知症の人編）」（国土交通省）は次のコードからご覧いただけます。

16 消費期限切れや 買いすぎに注意しよう

対策

来島 買いだめをしないことが1番ですが、
そのほかの対策もあります。

かもした 冷蔵庫の中身が少ない状態を維持しています。

できるだけものを 少なくする

かもした

認知症になってから、同じものを買ったり、消費期限が切れてしまったりすることが多くなりました。

対策としては、**冷蔵庫の中の食品を増やさない**ようにしています。ものが多いと「いま、冷蔵庫の中に何があるのかわからなくなる」ためです。

また、冷蔵庫の中がものでいっぱいになると、奥に何があるのかわからなくなり、それが残ってしまうんですよね……。

ただ、私は料理をまったくせず、基本的に、外食やスーパーのお惣菜です。そのため、食品を限りなく少なくできている、というのはあります。

食材の在庫メモをつくる

かもした

また、「在庫メモ」もつくっています。メモはスマホで管理しています。

ある日スーパーでリンゴが安くなっていて、「安くなっているから買っておこう！」と思い買って帰ったら、家にこの前買ったリンゴがすべて残っていたということがありました。そのときは、周りの人にあげて、消費しました。

このような経験があってから、できるだけ在庫は少なく、数日で消費できる分しか買わないようにしています。

ただ、**家に備蓄がないと、災害のときに困る**という点があります。

そのため、**比較的長持ちするような冷凍品やご飯のパックなどは買いだめしておき、在庫メモに記入**しています。また、食材と一緒に消費期限も記載するようにしています。

冷蔵庫の中でできる工夫

来島

食品などの消費期限を管理することは、認知症本人にとって難しいことの1つです。

相談者のなかには「目の前に見えるものしか認識できない」という人もいます。

こういった方にとって、冷蔵庫の中で食品が何かの裏に隠れていたり、容器の中に入っていたりすると、それは存在しないことになります。再び目にしたとき

には、消費期限が過ぎてしまっているのです。

もし容器に入れるのであれば、透明な容器に入れるようにしましょう。

また、容器を重ねたり、奥にしまったりすることも、できるだけ避けたほうがよいでしょう。

食品の存在に気づきやすいように、冷蔵庫の手前のほうに食品を置けば、ロスを防ぐことができるようになると思います。

可能であれば買いだめをしない

しかし、認知症になると注意を払うこと自体が苦手になります。注意深くなれず、無

意識のうちに食品を冷蔵庫の気づきにくい位置に置いてしまう方もいます。

その結果、後日傷んだ食品が冷蔵庫の奥から出てくることになります。

やはり「**できるだけ買いだめをしない・安売りの食品があってもその日食べないものは買わない**」などの対策を立てるべきだと思います。

料理をする場合は？

料理をされる方は、料理にともなう動きが、脳の幅広い能力を刺激するため、できる限り、続けるようにしてください。料理をする際には、火の消し忘れには注意しましょう（54ページ）。

衝動買いはしない

かもした

　認知症になってから、買い物の際はより慎重になりました。「△△がほしい」と思っても、時間をおいて「本当に必要か」を考えるようにしています。

　また、家にあるものの管理を自分でするには、部屋の大きさに合った、ものの量というのも大切です。

　私の場合、服なども溜まりやすいです。**溜まってきたら思い切って捨てる。**コツコツ捨てることは難しいので、勇気を出して一気に捨てる機会をつくっています。

▶ 冷蔵庫の中の工夫

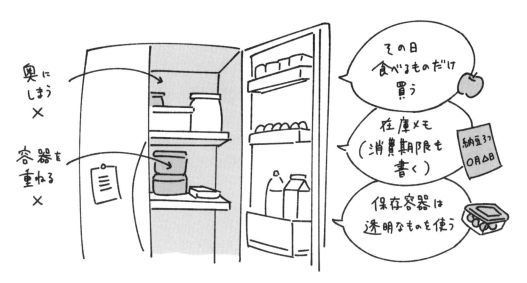

同じものを買わないように対策しよう

対策

> **来島** 症状の特徴に注目して、対策を考えよう。
> **かもした** 67ページで紹介した「在庫メモ」を活用しています。

2つのパターンがある

　これは多くの方が抱える悩みで、2つのパターンに分けられます。

　まず「①買ったことを忘れて繰り返し買ってしまうこと」です。

　そして「②繰り返し同じ行動をとらないと気が済まない常同行動症状」です。

　まずは、①への対策を解説していきます。

メモしたことを忘れてしまう場合は？

　ある方は「買いたいものを書き留めたメモを持って買い物に行きました。なのに、メモを見ること自体を忘れて、同じものを買ってしまった」そうです。

　こういった経験から、メモがあること

を忘れないように、**付箋にメモをして、それを財布の内側に貼って対策をした**そうです。

しかし、前回の付箋を貼ったままにして、結局また同じものを買ってしまったこともあったそうです。

対策をしても、うまくいくときと、うまくいかないときがあるということです。

最新の機能を活用する

カメラを使って、外出先でも冷蔵庫の中を確認できる機能付き冷蔵庫もあります。

このような便利な機能を備えた機器を活用することで、失敗を回避できる場合もあります。

もちろん、使いこなすことが難しいため、初めから諦める方もいます。しかし、難しく思えることでも、初めから諦める必要はないと感じます。

こうした機能は本人だけでなく、家族にとっても便利だと思います。そのため**「まずは本人が試しに使用してみて、難しいようであれば家族が使用する」**ということにしてもよいでしょう。

失敗しても 対策を考え続けよう

同じものをいくつも買ってしまうことが続くと、対策として家族が本人に買い物をさせないようになる、ということをよく聞

きます。

しかし、これはおすすめできません。買い物をするという「本人の自発的な行為」を奪ってしまうことになるからです。

もちろん、あまりに高額なものをいくつも買ってしまうなど、経済的な問題が生じる場合は対応を考えなくてはならないでしょう。

しかし、たとえば「牛乳やトイレットペーパーなどを連日買ってきたため、消費し切れない」など、**そこまで経済的なダメージが大きくないのであれば、大らかな気持ちで受け止めることも大切**です。

ある家族は、本人がいくつも買ってきて余った食品を、近所に配ったそうです。

近所の方たちにも喜ばれますし、食品が無駄にならずに済むよい方法だと思います。

常同行動って？

「②繰り返し同じ行動をとらないと気が済まない常同行動症状」は前頭側頭葉変性症という難病が原因で、認知症になった場合に見られる症状の1つです。この症状の場合、対策を立てることは非常に難しいです。

ある方は「毎日午前に必ず豚カツを買いに行き、その日のうちに食べる」という行動を繰り返していました。

人によっては、クリームパンや甘い缶

コーヒーを買う方もいますが、いずれも**「全く同一のもの」**を**「繰り返し」**買っています。

そのため、栄養バランスが偏ってしまうことを心配する方もいらっしゃいます。

しかし、実際に栄養バランスの偏りから体調を崩したという例は聞いたことがありません。そのため、過剰な心配も避けるべきだと思います。

見守る気持ちが大切

「繰り返す行動」を止めることは難しく、家族の心理的負担は計りしれません。

ただし、きっかけはわかりませんが

「途中で買うものが変化する」という話をよく聞きます。

この変化について家族が「本人のブームが変わった」と表現することもあります。

対策が非常に難しいため、改善を図ることは諦めて見守るというのも選択肢の1つではないかと思います。

家族などが「ブームが変わった」といった言葉を用いて表現するのは、そうした達観の表れでしょう。

私は同じものを買わないように、スマホで在庫メモをつくって管理しています。

詳しくは67ページで紹介しています。

18 小銭を溜めない工夫

対策

来島 小銭を貯めて換金している人もいます。

かもした 現金はできるだけ使用せず、
電子マネーを活用しています。

電子マネーを
活用している

基本的に、買い物などでの精算は電子マネーでおこなっています。**現金はなるべく使用しないようにしていますね。**

また、余裕のあるときは、家計簿アプリでお金を管理しています。

何に使っているのか、お金の使い方が偏りすぎていないかなどを確認します。

小銭が溜まってしまう
理由

相談者のなかに、少しずつ計算が苦手になっていったという方がいます。

また、買い物に行った際、レジで合計金額を言われても「どの種類のお札や硬貨を、何枚出せばよいかわからなくなる」という方もいます。

細かい金額の把握が特に難しく、結局お札だけで支払うことから、小銭が溜まってしまうのです。

小銭を貯める人もいれば カードを活用する人も

近年、スーパーマーケットなどでは、自動支払機を用いての支払いが主流となっていますが、そこでも小銭を使わずお札だけで支払う方が多いようです。

そうして増えた小銭は、瓶に入れて貯めたりされているようです。

また、金融機関の窓口やATMで、溜まった小銭を入金してお札として引き出すこともできます。

ただし、最近は窓口で大量の小銭を入金する際、手数料を支払わなくてはいけなくなってきました。

相談者のなかにはお金を持たず、すべてカードで支払っている方もいらっしゃいます。これも対策としては有効です。

買い物の失敗を理由に、家族からお金を取り上げられる人がいます。

「できること」を奪われると「できないこと」が増えてしまいます。買い物の楽しみやできることを維持するためにも、多少の失敗は家族に認めてもらえるよう、しっかり話し合ってみてください。

訪問販売には
注意しよう!

対策

来島 インターネットを介した通信販売にも注意しましょう。

かもした 「体裁よく断ろう」とは思わず、強気に断るようにしています。

実体験から
複数の対策をしている

かもした

私は、全く必要のない契約を営業マンに提案されて、うまく断れず、契約してしまったことがあります。

たとえば、新聞やケーブルテレビ、インターネットなどです。

そこで、対策として次のようなことをしています。

■ 玄関扉のチェックリストは剥がす

私の家の構造上、訪問者とは玄関先で会話をします。玄関扉に「認知症だとわかるもの」を貼っておくと、訪問者に認知症だと知られてしまう恐れがあります。そのため、訪問者が玄関前にいるときはチェックリスト（43ページ）は剥がすようにしています。

■ 入室させない

営業マンなどとの会話は、玄関先で完結できるように意識しています。家の中には入れないようにしています。

■ 遠慮しないようにする

いろいろと説明してくださると「断ると申し訳ない」という気持ちが出てくる人もいると思います。けれども、私はそう思わずに、きっちりお断りし「すぐに帰ってください」とお伝えしています。「体裁よく断ろう」と思わないようにしましょう。

これまで「若年性認知症の人が訪問販売で高額商品を買わされた」といった相談を受けたことはありません。

あるとすれば新聞の勧誘です。家族が不在のときに、勧められるまま定期購読の契約をした方がいらっしゃいました。

この方の場合は家族がすぐに気づき、速やかに解約の手続きをとりました。

クーリング・オフを知っておこう

一方、高齢者で訪問販売の高額商品を買わされた認知症の方を支援したことは何回かあります。

私が相談を受けたケースでは、高額なサプリメントや布団などを買わされていました。支援者の私が気づいたので、**速やかにクーリング・オフ*の手続き**をしました。

*「クーリング・オフ」とは、一旦契約の申し込みや契約の締結をした場合でも、一定の期間であれば無条件で契約の申し込みを撤回したり、契約を解除したりできる制度のことです。(10)

クーリング・オフの具体的な方法は、消費者庁などのウェブサイトで紹介されていますので、一度確認してみるとよいと思います。

こういったことは、ひとり暮らしの方にとても多いです。いまひとり暮らしをされている方は、対処法などをあらかじめ考えておくとよいでしょう。

インターネットの通信販売にも要注意

若年性認知症の相談者のなかには、訪問販売ではなく、インターネットを介した通信販売で巨額の借金をつくった方が、複数人いらっしゃいました。

その方々は、電化製品やバッグなど、同様の商品の購入を繰り返していました。

インターネットを介した通信販売の場合、押しつけや脅しで買わされるのではなく、自らの意思でサイトにアクセスして購入しているため、**クーリング・オフの対象にはなりません。**

インターネットを介した通信販売では、クーリング・オフの代わりに、「返品制度」によって返品が可能な場合があります。

ただし、返品特約で「返品不可」と定められている場合は、返品することはできません。

そのため、**商品を買ったサイトの返品特約の内容を確認してみてください。**

メールなどによる
不正請求にも注意を！

かもした

私はインターネットを介した通信販売での失敗はあまりないですが、不正請求メールや電話がよくあります。

たとえば「○○円払わないと法的処置をとるぞ」などです。

ただ、自分のわかる範囲では、いままでだまされたことはないと思います。

見覚えのないものはスルーするようにしていて、不明なURLなども絶対にクリックしないように心がけています。

困ったときの相談窓口

来島

困ったときは、次のようなところへ相談してみるとよいでしょう。

■ 消費者ホットライン

【電話番号】188
188に電話をすると、身近な消費生活相談窓口を紹介してくれます。相談できる曜日や時間帯は、相談窓口によって異なります。(11)

■ 住んでいる地域の
消費生活センターなど

消費者庁のウェブサイトから、自分の住んでいる地域の消費生活センターなども確認できます。

20 趣味を持とう!

かもした 趣味を持つことは、
自信や生活のモチベーションアップにつながります。

生きがいを見つけた!

かもした

認知症になってから「言葉以外の表現方法があるといいな」と思い、音楽や絵画を趣味にするようになりました!

音楽でいうと、ピアノやオルガンなどで演奏をしたり、音楽鑑賞をしたりしています。ある年のクリスマスには、ピアノリサイタルを開催しました!

いままでは、披露宴の演奏係などしか経験してきませんでした。そのため、自分が主役になることは初めてで、すごくありがたく、誇らしく、嬉しかったことを覚えています。

また、このとき「たとえ弾ける曲が最後の1曲になっても、聴いてくれる人がいる限り弾き続けよう」と思いました。

いまは、**人前でピアノを演奏することが、私の何よりの生きがい**です。

習得した技能が完全に失われるわけではない

かもした

そのほかにも、私は絵を描いたりもしています。

こういった趣味を通して感じることは**「認知症になったからといって、過去に経験して習得した技能が完全に失われるわけではない」**ということです。

▶ **かもしたさんの趣味の様子**

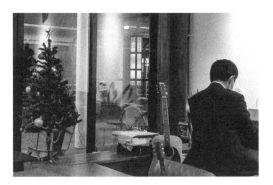

写真：ピアノリサイタルの様子

趣味を持つことで、それを通じてさまざまな人に出会えます。そして何より、趣味が生きがいとなり、人生のモチベーションアップにつながっています。

趣味①：野球

来島

かもしたさんのように、認知症と診断されたあとも、趣味を楽しんでいる人たちは大勢います。ここではいくつかその例を紹介します。

まずはスポーツを趣味としている人です。若いころ野球のピッチャーをしていて、甲子園にも出場した経験を持つ相談者がいます。

この人は、記憶障害の症状が現れるよりも早くから「相手の言葉の意味がわからなくなる」という症状がありました。

当時まだ50代でしたが、このような症状が現れてからも特別な配慮を受け、60歳以上の野球チームに所属し、数年間活躍したそうです。

相手の言葉の意味はわかりませんが、野球のサインを読み取ることはできたそうです。

趣味②：バレーボール

ママさんバレーに参加していた人（50代女性）もいました。

私自身、バレーボールの経験があったので、一緒にバレーボールの練習に参加したこともあります。

チームメイトを含め周囲の人たちは、本人が若年性認知症だということを知っていました。そのうえで、一緒にプレーをしていたのです。

本人が触れたボールを落とさないようみんなで力を合わせ、本人が失敗すると私のフォローが足りないからだと、愛ある注意を受けたこともありました。

チームメイトたちが彼女を気遣う姿は、いまでも忘れられません。

趣味③：自転車

 自転車を趣味としている人もいます。この方は認知症と診断されてから、車の運転はやめたそうです。

しかし、もともと趣味でスポーツサイクルをしていたこともあり、数十キロ先まで自転車で出かけることができるので、車がなくとも移動に不自由しないと話していました。

ただし、自転車に乗っているときに、自分が転倒すると周囲を事故*に巻き込む可能性があるため、かつてのように集団で走ることはやめたそうです。

それでも自転車そのものは諦めず、1人で走り続けています。いつもお会いするときは自転車用ヘルメットを片手に、爽やかな笑顔を見せてくださっています。

*自転車で重大事故を招くと、その賠償金が高額になることもあります。そのため、自転車保険の義務化が全国に広がっています。

自転車保険以外でも、各種保険の個人賠償責任保険を契約している場合も賠償の対象となります。

そのほか、自転車安全整備士が点検整備をしたときに、その証として貼るシール（点検整備済証）の「TSマーク」というものもあります。この「TSマーク」には、緑色・赤色・青色の3種類があり、賠償責任補償と傷害補償、被害者見舞金

（赤色TSマークのみ）がついています（付帯保険）。(12)

認知症に限らず、自転車を運転される方は保険について調べてみてください。

趣味④：園芸・野菜栽培

土を触るのが好きなある女性は、いつもきれいな鉢植えのお花を見せてくださいました。

彼女が退職したあと、主治医の先生は彼女のために、のらぼう菜を用意しました。のらぼう菜とは、アブラ菜科のとても美味しい野菜です。

先生の思いやりに、彼女はとても喜び、退職後の楽しみができたそうです。

また、ある男性は、私に袋栽培の方法を教えてくださいました。お陰で私も野菜づくりが趣味になりました。

彼の教え通りに育てることで、今年は数百個の獅子唐を収穫できました。彼は私の野菜づくりの師匠です。

趣味⑤：読書

読書が好きだという人もいます。お話を伺うと「以前読んだことがあるのに読んだことを忘れて、同じ本を再び読んでしまうこともよくある」とのことでした。

なんとなく読んだような気がする本でも、面白ければそのまま読み続けるそうです。

あとで読んだことがあることに気づいたりもするそうですが、面白いので繰り返し読んでも構わないと話されていました。

趣味⑥：音楽

 元ミュージシャンの人は、ときどきギターを弾きながら歌っています。

ギターも歌もとても上手です。今度、認知症の本人や家族の前で披露していただく予定です。

このように、たとえ認知症になっても、相談者のみなさんは趣味を楽しみながら生活しています。

いつかその趣味を楽しむことが難しくなる時期がくるかもしれませんが、そんな先のことばかり考えて不安をつのらせてはいません。

いまここで楽しむことを大切にしているのです。

かもしたさんの**「仕事も趣味も諦めない」**という言葉を1人でも多くの人に知ってほしいなと思います。

第 4 章

「仕事」を
できるだけ
続ける
ためには？

相談に来られるみなさんは、会社員をはじめ、自営業、公務員、医療・福祉関係、教員、スポーツインストラクターなど、さまざまな仕事の経歴をお持ちです。

　以前学生さんに、認知症になりやすい職業があるか質問を受けたことがあります。その質問に対して私は「そういった職業は特にありません」と答えました。

　そして、認知症になってからも仕事を続けたいと思っても、認知症に対して理解のない職場の場合、作業能力が低下した本人を周囲が責めて追い詰めてしまうことで、さらに認知機能が低下した例はあります。

　本人が現在就いている仕事を維持するためには、職場など周囲の理解と協力がとても重要です。ここでは、実際に認知症と診断されて定年まで働き続けられた人や、退職した人などさまざまな事例を紹介します。

部署を異動して仕事を続けた

かもした 診断されたことで
「なんの裏付けもない、仕事ができない人」ではなくなり、
対策を考えられるようになりました。

徐々に仕事のミスが増えて気づいた

かもした 私は、認知症と診断される前は、事務の仕事をしていました。

ある日を境に、いままではミスなくできていた仕事で、少しずつミスが増えるようになったのです。

仕事の重要な伝達を忘れたり、提出した資料にミスが多かったり……。

自分はきちんと仕事をこなしているつもりなのに、ミスのせいで、周りからは「手を抜いているんじゃないか」と思われるようになりました。

同僚などの態度も変わり、精神的にも不安定になっていき、職場を休みがちになりました。

このときが1番辛かったです。

部署異動、
そして病院に行く

かもした

ミスが増え始めてきた当時は「少し疲れているのかな？」と思っていました。認知症だと思わなかったので、こういった状態が、約2年続きました。

ただ、ミスが増えてきたことを理由に、部署異動をさせられてしまいました。

このことをきっかけに、上司に悩んでいることを話したところ「病院に行ったほうがいいかもしれない」と言われました。

病院では、最初精神疾患と診断されましたが、脳血流検査をおこない、認知症と診断されたのです。

診断後も
仕事を続けるには

かもした

認知症と診断されましたが、上司などに相談し、現在も同じ職場で働き続けています。

ただし、**診断前と同じ業務というのは難しく、認知症の症状に合わせて、業務内容は調整**してもらっています。

詳細は100ページから紹介していきますが「いま自分ができていることと、できていないことを明確にしたうえで、上司と話し合う」ことで、いまも仕事を続けることができています。

22 人事や主治医と話し合って「働けるかたち」を模索した

来島 ▶ 本人・家族・会社・主治医・支援者で話し合い、
合理的配慮が受けられる環境で、
定年まで働き続けることができました。

上司から受診を勧められ発覚

ここでは、ある企業で、18歳から定年まで働き続けた女性Aさんを紹介します。

若いころは接客業をされていたこともあり、いつもハキハキと受け答えをされる方です。

定年前は昇級試験を受け、管理職として活躍されていました。

しかし、50代後半から通常の業務でミスが増えました。

その様子を見て心配した会社から、病院に行くことを勧められて、受診したところ「認知症疑い」と診断されました。

Aさんは会社にそれを伝え、仕事を続ける方法を模索しました。

周囲の風当たりが強くなったことも

「認知症疑い」と診断されたあと、同じ系列の規模の小さい会社に出向するよう言われました。

出向先ではなかなか思うような仕事ができず、雑用ばかりを担っていたようです。

努力家のAさんは「私にできる仕事があれば言ってほしい」と上司にお願いをしていました。

そして言われたことは忘れないように、一生懸命ノートにメモをしていたのですが、症状が進行するなかで、メモの整理が難しくなってきたそうです。

次第にAさんへの周囲の風当たりは強くなりました。

本人・家族・会社・主治医・支援者で話し合った

診断から2年が経過したころ、会社からAさんのご主人に**「Aさんのこれからの仕事の方向性を決めるために、話し合いたい」**と連絡がありました。

ちょうどこのころに、ご主人から私に、この件について相談がありました。私はすぐに主治医と、この情報を共有しました。

主治医からは「Aさんが定年まで働き続けられるよう協力したい」という話がありました。

そのため、**本人夫妻・会社の人事担当者・直属の上司・主治医・私（支援者）で話し合う**ことになりました。

会社の直属の上司によると「本人が繰り返し同じことを聞いてくるため、周りが疲れている」とのことでした。

また、主治医からは「言語機能は保たれているため接客業などに向いていると思われる」と医学的な視点からの説明がありました。

このころには、Ａさんも疲れてきたのか「仕事を辞めたい」と口にするようになっていましたが、話し合いを繰り返した結果、彼女は本社に異動することになりました。

働く場所を変えたことで働き続けられた

来島

本社は社員の数が多く、以前から彼女が親しくしている同僚も複数いました。

また、**合理的配慮を受けられる環境**が整っていました。

ところが、勤務先が本社に変わったことで、降りる駅や駅から会社までの道順が変わってしまい、今度は会社への行き方がわからなくなってしまいました。

せっかく、合理的配慮を受けられる環境が整っていても、通勤できなければ働き続けることはできません。

Ａさんがこのようなことに困っていたところ、たまたまＡさんと同じ路線に住んでいる本社勤務の同僚が「一緒に会社に行こう」と言ってくれたのです。

そのあとは、途中から合流して一緒に出勤できるようになり、通勤の問題もクリアできました。

そして、ついに60歳の定年を迎えることができたのです。

定年後、Ａさんに「これまでの人生で最も楽しかったことは何か」と伺ったとき「定年まで勤めあげたこと」とお答えになったことは、いまでも忘れられません。

定年退職後も ボランティア活動に励む

定年退職のあと、Ａさんは人の役に立つ活動をしたいと考え、自宅の近くにある福祉施設にボランティアとして通うようになりました。

活動内容は利用者の話し相手や、簡単なお世話などです。ここでもＡさん持ち前の接客の力が発揮され、利用者に明るく、優しく接する姿から、利用者にとても喜ばれています。

認知症と診断されてからも、定年まで勤めあげ、定年後も活躍する彼女の笑顔に私も勇気をもらっています。

事例 **3**

症状と仕事の相性が悪く退職を決めた

| 来島 | 退職後は、
傷病手当金と障害年金の申請などを支援しました。

認知症と診断されるまでどんな仕事をしていた？

運送会社で大型車両の運転手として活躍されていた男性Bさんがいます。

牽引免許に加え、ショベルローダーやフォークリフトなど多数の資格を持ち、また危険物も運べるよう危険物取扱者の資格も取得されていました。

仕事をしていたときは、深夜に東京から大阪まで大型車両を走らせ、荷物を降ろしたら日帰りで戻っていたそうです。眠くなったらパーキングなどに停め、運転席の後ろにある仮眠スペースで休んでいたと話されていました。

支援をしている間、彼を助手席に乗せて運転することが何度もありました。彼はたくさんの道を知っていて移動先まで道案内してくれました。車線変更では早い段階で指示をくださったことも印象に残っています。彼によれば、大型車両は一般の車両以上に急な車線変更に危険が

伴うため、早めに車線変更しなければならないとのことでした。また、荷台を牽引する車両について、バックするとき一般の車両とは反対にハンドルを切ることなども教えてくれました。

診断後は退職へ

来島

　残念ながら、彼は認知症と診断されたあと、すぐに退職しました。会社は彼に、事故などがあってはならないことを理由として、雇用継続は難しいと告げました。

　私は部署替えなどをして雇用を継続できないか、会社に相談しましたが「ほかの仕事はない」と言われました。

　残念でしたが、**退職と同時に傷病手当金を受けられるよう支援**をしました。

　また、**傷病手当金の受給が終わるころに、障害年金の申請の支援**もおこないました。

　Bさんは自分が認知症だと理解しており、退職後は自ら「もう二度と運転はしない」と固い決意を話されていました。

　運転免許の更新時期にも、彼は「自分の運転免許に誇りを持っているので運転はしないけれども更新はしたい」と話していました。私は彼の決意を信じ、更新することに反対しませんでした。

　その後**彼は免許の更新を済ませましたが、運転は一切していません**。支援者として、Bさんの潔さと、これまでのお仕事に心より敬意を表したいと思います。

24 診断後すぐの退職で後悔することも

> **来島** すぐに何もかもわからなくなるわけではありません。早まった判断は避けるようにしましょう。

データで見る「診断後の退職率」

来島

認知症と診断されてからも、働き続けている方はたくさんいます。その一方で、退職を余儀なくされる人もいます。

「東京都若年性認知症生活実態調査（平成20年8月）」によると、「本人の仕事の有無」について「「働いていない」が87.2%（41人）。そのうち、75.6%（31人）は、認知症になる前は「仕事をしていた」と回答」したそうです。（4）

早めに退職し後悔した方も

来島

働けなくなったときに、本人やその家族が最も困るのは、経済的なことでしょう。収入が激減し、ローンの返済や子どもの学費の支払いなども難しくなります。

可能であれば退職せず、働き続けるに越したことはありません。

自営で働いていた相談者のなかには、周囲に迷惑をかけないよう、認知症と診断されたあと、すぐに取引先に電話をかけ、取引を中止した人がいます。

彼は「認知症になるとすぐに何もかもわからなくなると考えた」そうです。

しかし実際には、**認知症と診断されたあと、自身の状態が大きく変化すること**はなく「**早まった判断をしなければ仕事を続けられた**」と思ったそうです。

そのあとは再就職することも難しく、現在は生活保護を受給して暮らしています。

早まった判断をしないためにも、いま働いている人には「認知症になってもすぐに何もわからなくなるわけではない」ということを知っておいてほしいです。

▶ 認知症本人の就労の有無は？

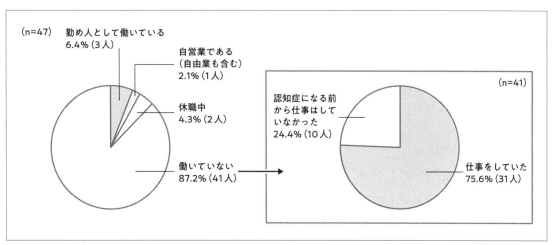

（n=47）
勤め人として働いている
6.4%（3人）

自営業である
（自由業も含む）
2.1%（1人）

休職中
4.3%（2人）

働いていない
87.2%（41人）

（n=41）

認知症になる前から仕事はしていなかった
24.4%（10人）

仕事をしていた
75.6%（31人）

出典：東京都の認知症ポータルサイト「とうきょう認知症ナビ」ウェブサイト「東京都若年性認知症生活実態調査（平成20年8月）」
（https://www.fukushi.metro.tokyo.lg.jp/zaishien/ninchishou_navi/torikumi/chousa/jakunensei/index.html）

25 仕事を続けるために 知っておきたい知識

来島 「認知症がすぐに進行するわけではない」「相談窓口がある」「情報機器の活用で対策できることは多い」ことを知っておきましょう。

すぐに症状が 悪くなるわけではない

まず1つ目は「認知症と診断されてもすぐに悪くなることはない」ということです。

症状は徐々に変化しますが、翌日から何かが急に変わることはありません。

このことを知っていれば「すぐに仕事を辞めなくてはならない」など、診断の直後に早まった判断をすることはないと思います。

相談窓口を活用しよう

2つ目に知っておくとよいことは「相談できる窓口がある」ということです。

高齢の認知症であれば、地域包括支援センターが、各地域の総合的な相談窓口です。

若年性認知症であれば、各都道府県に、私のような**若年性認知症支援コーディネーターが配置されています**。

いずれもインターネットで検索すればすぐに見つかります。

これらの相談窓口を知っておけば、認知症とともに生きていくために必要な社会資源や社会保障などの情報を得ることができます。

もちろん、福祉の相談窓口の職員には守秘義務が課せられています。

ときどき、人に知られることを恐れて相談に行かない人もいますが、相談に行くことで秘密が外部に漏れることはないので安心してください。

情報機器を活用しよう

3つ目は「できれば、いまからパソコンやスマホなどの情報機器を使いこなせるようにしておくこと」です。もの忘れがあっても、情報機器でカバーできれば問題ありません。

たとえばスケジュール管理です。**認知症でも、約束をした日時を守ることができている人の多くは、スマホにすべての予定を入れて管理**しています。

予定の数時間前にアラームを設定して、早めに準備を始めている人もいます。情報機器が苦手な人もいらっしゃるとは思いますが、いまのうちに慣れておくことをおすすめします。

26 自分の苦手な業務を知って対策しよう!

かもした　難しい業務は上司に相談しつつ、
できる業務は積極的におこなっています。

自分の「できる・できない」を知る

かもした

　私は、認知症になってから仕事を続けるなかで「できる作業・できない（苦手な）作業」がわかってきました。ここでは、それぞれにどのように対応しているのか、ご紹介します。

　ちなみに、認知症になってから「自分に向いている」と感じた業務は、園芸業務と清掃業務です。

共同作業や同時作業を避ける

かもした

　私は認知症になってから、人と歩調を合わせて作業をすることが苦手になりました。たとえば、複数人で何かのイベントの準備をするなどです。

　作業をきちんと理解できておらず、周りより遅れをとってしまうことがありました。

また、同時に2つ以上の作業をおこなうことも難しくなりました。1つの作業に集中しないと、ミスが発生したりします。

そのため、上司に相談をして、**大勢での仕事や同時進行が必要な業務は、避けてもらっています。**

声をかけられると
ミスしてしまう

たとえば、自分が気づかないうちに、職員の人が近づいてきていたとします。

いままでは、いきなり声をかけられても、うまく対応できていましたが、いまは驚いて頭の中が混乱してしまうようになりました。

そのため、職場では「入口でノックしてもらう、もしくは入口で声をかけてもらう」などをお願いしています。

できる業務は積極的に！

ここまで、苦手な業務や環境を紹介してきましたが「できる仕事」（清掃・除草・簡単な補修・お困りごと相談など）は積極的におこなうようにしています！

ただ、各業務には担当がいるので、勝手に手をつけるのはよくありません。

事前に上司に相談をして、手伝えることがあればまわしてもらっています。なんだか「なんでも屋さん」みたいになっています（笑）。

27 症状と上手につきあいながら仕事をしよう

かもした 106〜107ページに本節で紹介することをまとめていますので、そちらも読んでみてください。

脳が疲れて集中できない

かもした

認知症になってから、脳が疲れやすくなりました。感覚でいうと「記憶が頭の中でグルグルする感じ」です。

また、脳が疲れると、記憶力や集中力、判断力、注意力もガクッと下がります。

こういうときは、起きている姿勢だと辛いので、横になるなどしないといけません。

職場にいるときに、脳が疲れて辛くなったときは、少し横になって休憩させてもらっています。

こういった対応がすぐにできるように、いまは個室で仕事をしています。

最初はほかの人と一緒の部屋で仕事をしていたのですが、休憩の頻度が高いと周りからの視線が気になってしまい、**上司に「できるだけ少数人数で仕事ができ**

ないか」相談をしました。

　脳の疲労が出てくるタイミングは日によって違いますが、夜あまり眠れなかったときや、生活リズムが崩れているときなどは、早めに脳が疲れるなと感じます。

　そのため、毎日睡眠時間をきちんと確保するように気をつけています。

出勤を忘れてしまう

　曜日を忘れるよりも、もう少し酷い感じで、頭が真っ白になって職場に行くこと自体を忘れてしまうことがあります。特に、休日などのお休みを挟むと忘れがちです。

　この悩みには、スマホのカレンダーア

プリと、タイマー機能で対応しています。タイマーは気づいたときに設定したりして、習慣づけています。

　また、**スマホに入っているカレンダー1つに、すべての予定を集約**しています。人と会う約束や病院、仕事、役所関係などです。

　「これだけ見れば大丈夫！」という状態にしています。

　ただ、スマホを変えたときや故障したときに、予定が全部消えてしまうと困るので、バックアップもきちんととるようにしています。

時間を見失ってしまう

かもした

「時間」も見失うときがあります。たとえば、講演に登壇しているときなども「自分がどれぐらい話しているのか」がわからなくなってしまうなどです。

また、昼休憩の開始時間がいつもより早くなったときも、そのことを覚えておいたり、時間の変更に合わせて業務内容を調整したりすることが難しいです。

そのため、「**置き時計や腕時計など、どこに行くときも目に入る位置に時計を置く**」ようにしています。

また、「**仕事に関する時間の変更などは、自分が忘れていたら上司に電話で教えてもらう**」ようにお願いしています。

そして、始業と終業のタイミングにはアラームをかけています。私の認知症仲間には、キッチンタイマーを持ち歩いて活用している方もいらっしゃいます。

毎日同じ時刻に同じ業務をする仕事形態のほうがわかりやすいので、そういった業務内容に調整してもらったりもしていますね。

文章が読みづらい

かもした

体調があまりよくないときは、漢字が図形に見えたりします。

この症状に対しては、**資料などを印刷**

して、自分の読みやすい大きさに拡大し読むようにしています。

パソコンで資料を拡大すると「いま読んでいるのは、全体のどこなのか」が把握しづらくなります。そのため、基本的には紙で読むようにしています。

また、スマホに「資料をスキャン→文字を読み上げてくれる」機能がついているので、今後はそれも活用したいと思っています。

認知症仲間には、**文字を音声へ変換してくれるアプリ**を活用している方もいますね。

ただ、こういった症状は、当事者のなかでも、悩んでいる人と悩んでいない人がいます。そのため**「認知症になったか**ら全員が悩む」わけではないようです。

翌日も同じ服を着てしまう

かもした

私の仕事着はスーツで、いくつかのセットを毎日ローテションするようにしています。

ただ、昨日どれを着たのかを忘れてしまい、昨日と同じ服を着てしまうことがあります。

会社に行って気づくこともあるため、**会社に予備の仕事着（スーツ）を置いています**。気づいたら会社で着替えられるので。便利です。

▶ 職場での症状とのつきあい方

1 脳が疲れて集中できない

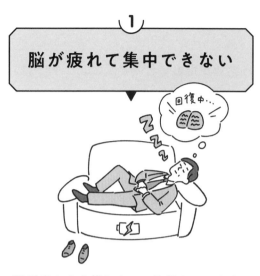

脳が疲れたら横になって休憩しています。
また、きちんと睡眠時間を確保するように
しています。

2 出勤を忘れてしまう

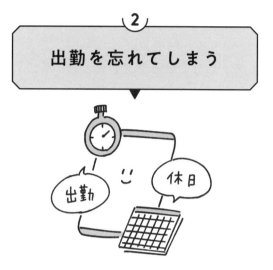

携帯のカレンダーと、タイマー機能で
対処しています。カレンダーには
すべての予定を入れています。

3 時間を見失ってしまう

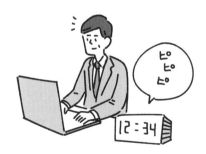

机に時計を置き、アラームも活用しています。
また、毎日大きくスケジュールが変わらないよ
うな業務内容にしてもらっています。

4 文章が読みづらい

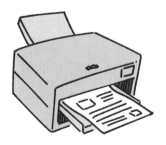

読みやすい文字の大きさで印刷をして、
紙で読むようにしています。また、携帯の
読み上げ機能などを活用しています。

5 翌日も同じ服を着てしまう

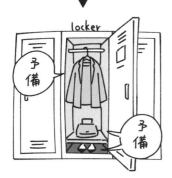

会社で「昨日と同じ服を着ている」ことに
気づいたときのために、
仕事着の予備を置いています。

障害のある人と一緒に仕事をする

かもした

いまは、障害のある人（障害者雇用枠で働いている方）と一緒に仕事をしています。

仕事のスピード感が合うので、一緒に仕事をしやすいなと感じます。

また「1人では難しいけれど、2人ならばできる仕事」もあって、ありがたいですね。

人手が増えたことで空き時間もできたので、そういった時間は、ほかの業務のお手伝いなどをしています。

28 上司や同僚から 理解を得よう!

来島 自分なりに工夫をしてみたり、 第三者に相談することで、 理解を得られた方もいます。

かもした 私の場合は、 診断後も上司などが協力してくれました。 そのほか、 会社の相談窓口を活用する方法もあると思います。

認知症になる前の働きぶりなども関係してくる

会社の規模や方針にもよりますが、上司や同僚が本人の症状を理解しようとし、また、その理解にもとづいて本人に適した仕事を依頼しようとするのであれば、働き続けられる可能性は広がります。

「周囲が本人をどれくらい支援しようとするか」 は、認知症の症状が現れる前の本人の働きぶりや人柄が大きく影響し

てきます。

ある相談者Cさん (男性) は、小さな町工場で社長の右腕として活躍していました。納期が迫り多忙なときは、社長とCさんの2人で徹夜をしていたそうです。

社長はCさんの働きぶりを評価していたので、Cさんが認知症になっても辞めてもらうという考えは全くなく「働き続けるのは当然」だと思っていたそうです。

Cさんは目の前の新しいことをすぐに忘れてしまう症状がありました。そのため、以前のような作業をこなすことはできませんでした。

そんなCさんを見て、社長は「忘れてしまっても大きく影響しないような仕事」を彼に任せるようになりました。

そうして、Cさんは65歳の定年まで町工場で勤めることができました。

会社に大きく貢献し上司や同僚と良好な人間関係を築いていた人であれば、周囲の人は認知症を理解しようとし、できる限りのことを考えて、対応してくれるでしょう。

工夫し努力する姿が周りを動かすことも

公務員として勤務する女性Dさんは、認知症になってから同僚の名前と顔が一致しなくなる症状が出てきました。

そのため、Dさんは自分で同僚のデスクの位置と名前を図にして、必要なときはその図を確認しながら声をかけていました。

それでもわからなくなってしまうときは、先に同僚の名前を声に出して呼ぶことで、相手からこたえて貰えるように工夫をしていました。

そんな**彼女の努力を見た同僚の提案で**「**同じ部署の人全員が、デスクの角に名前を書いて貼る**」**という工夫をするよう**になりました。

また、Ｄさんは自分のロッカーの位置がわからなくなるという症状もありました。その様子を見た同僚は「Ｄさんのロッカーに赤い目印となるお花を貼る」ことで目立つようにしました。

Ｄさんには「赤いお花がＤさんのロッカーであること」を繰り返し伝えて、彼女も一生懸命覚えようと努力しました。そうすることで、そのあとは間違えることがなくなったそうです。

同僚によると、彼女が働き続けられることを前提に、職場環境を整備しているそうです。課題が生じれば、その都度同僚のみんなで意見を出しあって対応を考えます。

同僚のある方は**「Ｄさんが働きやすいと感じる環境は、誰もが働きやすいと感じる環境である」**と話されていました。

第三者に支援を
お願いすることも大切

上司や同僚から理解を得るために、第三者に支援を依頼することも１つの方法です。

ここでの第三者とは、主治医や若年性認知症支援コーディネーターなどです。

主治医に「働くうえでの配慮などを記した書類の作成」を依頼し、会社に提出している人もいます。

また、私のような若年性認知症支援コーディネーターが会社の上司や産業医と会って、会社の方々に「必要とする配慮」を説明することもあります。

ときには、会社の人事担当者から「配慮の方法を教えて欲しい」と、面談を求められることもあります。

自分と会社の問題と考え、第三者の介入をためらう人もいます。しかし、**第三者を活用することは、本人と会社、双方の安心材料**につながります。

自分だけで悩むのではなく、是非第三者などに相談してみてください。

会社の相談窓口に行く方法も

かもした

私は、総務や人事、直属の上司などには「認知症と診断された」ことを話しました。

もともと上司に「病院に行ってみては？」と言われ、認知症だということがわかったので（89ページ）、ありがたいことに、診断されたあとも仕事を続けることに協力してくれました。

その後、相談窓口が会社内にできました。

当時、相談窓口があれば、そこに仕事のことなどを相談しに行っていただろうなと思います。

29 部署を変更しながら仕事を続ける

> **来島** いまの部署の仕事が負担になっている場合などは、部署変更を提案することもあります。ただし、新しい環境に慣れることが、ストレスとなる場合もあるため注意が必要です。

パフォーマンスが下がり焦ることも

私は若年性認知症支援コーディネーターという仕事を通じて、相談者が希望すれば働き続けられるように支援をしています。

65歳未満という若年性認知症の定義から、現役で働いている人からの相談は少なくありません。

現役で働いている人のなかには、自ら作業能力の低下やミスに気づく人もいれば、周囲から指摘されて気づく人もいます。

いずれにしても、これまで通りのパフォーマンスが発揮できなくなっていることから「現在の仕事を辞めなければならないのではないか」と焦りや不安を感じると思います。

企業によっては
部署変更が可能

　　これまでの支援事例では、大手の企業にお勤めの方であれば、認知症と診断されても即退職ということにはならない場合が多かったです。

　大手企業は部署も多く、**いまの部署の仕事が本人にとって負担だったり危険をともなったりする場合**は、部署変更することで、仕事を続けられたりします。

　また、本人や会社の方と私（支援者）を含めて、面談をおこなうこともあります。

　面談では本人の具体的な仕事の状況を確認したうえで、**どんな配慮が必要か**を説明します。所属部署の変更を提案する

こともあります。

　たとえば、**作業効率を求められる部署から「作業効率を重視しない部署」への変更**を提案したことがあります。

　実際、提案通りに変更した結果、これまでのストレスから解放されて心を落ち着かせながら、仕事ができるようになった人もいます。

部署変更が
逆効果な場合もある

　　逆に慣れた部署から慣れない部署へ変更されたことにより混乱し、さらに作業効率が低下した人もいます。

認知症の特徴の1つに「環境の変化への適応の難しさ」があります。

部署が変更されれば、仕事内容はもちろん、同僚やデスクの配置など、職場環境は一変します。

これまでと全く異なる環境に慣れることが、非常に辛く感じられることもあるのです。

ある相談者は、配置転換後に作業効率が低下したので、元の部署に戻してもらっていました。

配慮が「ありがた迷惑」のようになってしまうこともあります。

たとえば、会社が配慮をして、無理のないようにシール貼りなどの単純な仕事をお願いするようになった、といった事例がありました。お給料はこれまで通りの額が支払われました。

しかし、新たな部署は本人にとっては耐え難い環境だったようで、精神状態が不安定になってしまいました。

結果、本人の希望により退職となってしまいました。

仕事を長く続けるためには、所属部署の変更は選択肢の１つです。**ただし、誰もがそれでうまくいくようになるわけではありません。**

定期的に本人や家族、そして会社と相談しながら、本人が働きやすい職場環境を考えていくことが大切です。

実際に部署異動をして感じたこと

私は、認知症をきっかけに部署を異動しました。

診断前は、仕事のミスが増えるにつれ、周りの態度が変わりました。「みんなに迷惑をかけちゃうから、仕事を辞めようかな」と思ったこともありました。

ただ、その後、部署異動を経て仕事を続けることができました。

そこで、**「部署異動をすると『認知症と診断される前の働く姿』と『認知症の症状とつきあいながら働く姿』とを比較されずに済むな」**と感じました。

認知症と診断される前後で働く姿を比較されることは、個人的に辛かったので、こういった点でもよかったなと思います。

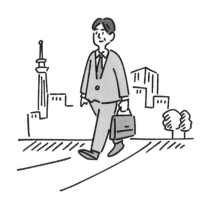

30

ケース **2**

障害者雇用に切り替える

来島 「障害者」と見られることに抵抗がある方もいらっしゃると思います。ただし、障害者手帳を持つことで、周囲の理解を得られやすくなることも事実です。

法律により障害者を雇用することが定められている

認知症は精神障害者保健福祉手帳（144ページ）の交付の対象となります。

精神障害者保健福祉手帳を持つ人は障害者雇用の対象なので、合理的配慮のもとで働き続けられる可能性が広がります。

障害者雇用の促進等に関する法律で

は、障害者雇用率制度により一定数以上の従業員を雇用している事業主について、従業員に占める身体障害者・知的障害者・精神障害者の割合を「法定雇用率」以上にする義務を定めています。

令和5年度現在の民間企業の法定雇用率は2.3％です。従業員を43.5人以上雇用している事業主は障害者を1人以上雇用しなければなりません。(13)

このように企業には障害者雇用率を満たす義務があり、義務を果たせない企業

は納付金を支払わなければなりません。そのため、積極的に障害者を雇用しようとする企業もあります。

障害者手帳を持つ という選択

障害者手帳を持っていない場合、合理的配慮をすることの明確な根拠がなく、周囲の社員にも説明できません。

一方、**障害者手帳を持っている場合、障害者雇用率に含めることができるので、周囲の社員から理解を得られやすく**なります。

もちろん相談者のなかには、障害者とみなされることに強い抵抗を示す人もいます。また「それまでの役職を退き、障害者雇用となってまで働きたくない」という人もいます。

支援者としては、本人と家族、そして会社の双方の考えをしっかりと確認し、お互いが合意できるような提案をおこないます。

私の経験上では、働くことへのモチベーションが高い人ほど、障害者雇用へ切り替えることへの抵抗感は少ないです。

特に働くことへのモチベーションがある方は、障害者雇用への切り替えを検討してみてもよいと思います。

31

ケース **3**

休職は
できるだけ避ける

来島　休職に悩んだときの相談先を、121ページにまとめました。
よければ、利用してみてください。

復職への不安や
意欲低下なども

　原因が進行性の病気である認知症の場合、一旦休職をすると復職することはかなり難しくなります。

　休職するまでは通勤できていたのに、いざ復職して会社に行こうとしたら電車の乗り方がわからなくなったりします。

　毎日のルーティンとして通勤を続けて

いるからこそ、移動能力が維持できていたと言えます。

　また、それまで気を張って働いていたのに、休んでいる間に復職することが不安になったり、意欲が低下したりする場合もあります。

会社から
休職を勧められたら

　ありがちですが、作業効率が低下してくると、会社から

は休むよう勧められます。

私は本人が「休みたい」と思っていなければ、休まないほうがよいと話しています。なぜなら、相談者の多くが休職した後、そのまま退職しているからです。

休職をせずに働きつづけることを希望する場合は、主治医に「働き続けるための配慮を記載した診断書」を書いてもらうとよいでしょう。

この診断書を会社に提出し「自ら働く意思があること」を伝えてください。

家族が「働き続けること」にこだわるときは？

たとえば、本人（父）は「もう会社に行きたくない」の

に、家族が「働ける父親でいてほしい」と休職を認めなかったことがあります。

その後出勤を続けましたが、ストレスから本人のメンタルが落ち込んでしまい、結局会社から休職を命じられました。

家族は「本人が働き続けていることを、病気が進行していない何よりの証拠」と考えてしまうことがあります。

そして病気が進行していることを信じたくない気持ちから、本人よりも家族のほうが「本人が働き続けること」にこだわってしまうのです。

もし、仕事が辛くなり「休みたい」と思っている人は、言いにくいかもしれませんが、家族に正直に自身の気持ちを伝えてください。

金銭的な不安には？

 もちろん働けなくなると経済的な問題が生じることも、家族が働きつづけてほしいと願う大きな理由であるでしょう。

しかし、休職したからといって収入が全くなくなってしまうわけではありません。

会社勤務で健康保険に1年以上加入している人には傷病手当金という制度があります。

病気やケガが原因で会社を3日連続で休んだことがあり、そのうえで4日目以降も休んだ場合に傷病手当金が支給されます。

支給される金額は、傷病手当金が支給され始める日から遡って1年間の給料の約2/3です。これらが、1年半にわたって支給されます。

また、認知症と初めて診断されてから1年半が経過すると、年金を一定の期間納付していれば、**障害年金を申請する**ことができます。

障害の程度が一定基準に満たしていると認められれば、受給資格を得られます。

大切なことは本人の思いです。働き続けたいのか、休職をしたいのか、家族と職場は本人の思いにしっかりと耳を傾けてください。

▶「休職したくない」ときの相談窓口

1 主治医

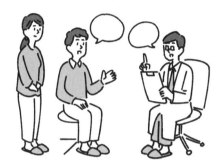

「働き続けるための配慮を
記載した診断書」を書いてもらい、
会社に提出する方法があります。

2 若年性認知症支援
コーディネーター

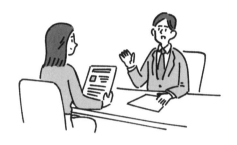

若年性認知症の方に向けて、
自立支援をおこなっています。
仕事以外のことでも相談できます。

3 医療ソーシャルワーカー

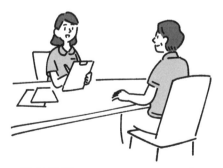

医療機関（病院や保健所など）に
在中しており、患者やその家族の
生活などを支援してくれます。

4 社会保険労務士

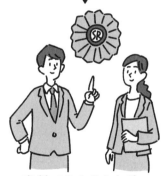

有料ではありますが、
相談者に代わって
手続きや申請をしてくれます。

32 仕事に復帰したい！

来島 ▶ 職場復帰は難しいのが現実です。ただし、障害者雇用枠での採用や、ジョブコーチ支援事業の活用（企業主導）などを用いることで、復職できる可能性はあります。

復職が難しく退職することも

来島

脳血管障害で倒れて休職した脳血管性認知症の人がいます。

幸いにも、その後状態は安定し、進行も認められませんでした。そのため、復職したあとも勤務を続けられました。

この方の企業には復職のためのプログラムが備わっていました。大手企業では復職後にうつ病などの精神疾患になる人も多いため、メンタルケアに力を入れていたりもします。

一方、進行性が原因の認知症の場合は118ページでお伝えしたように、仕事を一旦休むと多くの方が復職できず退職することがほとんどです。

復職したものの、働き続けることが難しく、休職と復職を繰り返したあとに退職した人もいます。

企業判断でジョブコーチ支援事業の活用も

来島

まれな事例ではありますが、**復職にあたり「ジョブコーチ支援事業*」を活用した企業もありました。**

＊「ジョブコーチ支援事業」とは、支援の対象である障害者が自分の職務を遂行したり、職場に適応したりといった具体的な目標を達成するために、計画に従って実施されるもの。障害者本人を支援するだけでなく、事業主に対しても支援をおこないます。(14)

この企業の場合、本人が復職したものの、以前のような作業をこなすことが難しいようだったので、本人に適した別の作業を模索することになりました。

しかし「企業の担当者だけでは本人の障害の特性を理解することはできない」と考え、ジョブコーチ支援事業を活用することにしたそうです。

なんらかの病気になり、働けなくなる可能性は誰にでもあります。

今後も障害者の法定雇用率の引き上げが予定されています。このことを追い風に、ここで紹介したような支援をする企業が増え、誰もが安心して働ける社会になることが期待できるでしょう。

「認知症だから」と決めつけるのではなく、ほかの病気や障害の人と同じように、**なんらかの支援を踏まえて復職できないか、検討してみてもよいと思います。**

33

ケース **5**

仕事を辞めようと
思っている

来島 退職を考えるようになった理由を見つめ直して、決断するようにしましょう。

小規模の企業だと
対応に限界があることも

来島

相談者のなかには、定年の前に辞職をする人も少なくありません。

ある相談者Eさんは規模の小さな企業で働いていましたが、定年の2年前に辞職しました。

作業効率が低下し、最初は同僚たちがカバーしてくれていたのですが、やがて

それにも限界が見えるようになりました。

同僚たちは繰り返し同じことを聞いてくるEさんへの対応に疲れ、話しかける際に語気を強めたり、ミスを指摘したりするようになりました。

そのため、Eさんが「同僚たちから、いじめにあっている」と感じるようになってしまったのです。

私はEさんの上司と直接お会いしてさまざまな配慮を求めましたが、規模が小

さい企業であるため「限界がある」との返答でした。

規模の小さな企業では完全分業が難しく、一度に種類の異なるたくさんの作業を求められる場合があります。

認知症の人は、作業の種類がさまざまだったり、作業量が多かったりすることが苦手です。

Eさんはできていたことができなくなる不安に加え、いじめにあっているという思いもあって辞職をしました。

ただ、退職後に「もっと働きたかった」と悔しがっていました。残念ながら、本人納得のうえでの辞職とはならなかったのです。

「迷惑をかけている」という認識は誤解だった

 別の相談者Fさんは「自分がミスをしていることへの自覚があり、周囲の同僚に迷惑をかけたくない」という理由により辞職を選択しました。

ところが、実際には、周囲の同僚たちはさほど迷惑と思っていなかったようです。

Fさんが勤めていた企業では、**各従業員が別々の仕事に携わっているため、本人のミスが周囲へ与える影響は少なかった**のです。

Fさんによると、同僚たちは親切で、Fさんのミスをカバーする配慮もありま

した。職場環境は決して悪くはありませんでした。

しかし、Fさん本人が「自分が迷惑をかけているのではないか」と不安に思うようになったのです。

退職してからはそのプレッシャーから解放されて、とても落ち着いたと話されていました。本人はもちろん家族も納得しての辞職でした。

納得できる辞職と納得できない辞職

来島

なぜ、最初の事例は本人が退職に納得できず、次の事例では納得できたのでしょうか。

それは**「選択肢があったか、なかったか」**だと思います。

最初のEさんの事例では企業の規模が小さく、従業員に要求される作業も複雑でした。それに加え、ミスをすると同僚から批判されました。

このような職場環境のために、本人は辞職のほかに選択肢がなかったのです。

その一方で、次のFさんの事例では、退職は職場環境に強いられたものではなく、本人の不安になりがちな気質によるものでした。

Fさんには仕事を続けるか辞職するかの選択肢があり、そのなかで自ら辞職を選びました。

辞職に至るプロセスは相談者が置かれている状況によって異なりますが、最後は本人自身が仕事を続けるか辞めるかを選択できるのが理想だと思います。

企業にはそのような職場環境をつくってほしいと思いますが、規模や作業内容の違いなどもあるため、簡単なことではありません。

いますぐ答えを出すことはできませんが、社会の問題として考え続けなくてはならない、と私は思っています。

退職に関する悔しさは簡単には消えない

納得のうえでの辞職とならなかった人は、悔しい感情を長く引きずることがあります。

退職後に周囲が本人を励まし、趣味を楽しめる場や、仕事以外での活躍の場を提案してもなかなかそれに乗ってきません。

その場で乗ってきたとしても、ときどき「もっと働きたかった」「働いて稼ぎたい」などの言葉を口にします。

仕事で活躍してきた人であれば、なおさら働くことへの思いは強いのです。

もし、ご家族の方が読んでおられましたら「新しい趣味を提案しても『働きたい』と話す」ことには、本人なりの悔しさがあることを理解しておいてください。

34 仕事と治療の 両立を目指す人へ

来島 国も徐々に若年性認知症向けの支援を始めています。
そういったことを知っておくことも大切です。

かもした 認知症と診断されたあとも仕事を続けたいと思っている方は、
社内と社外の支援を活用することをおすすめします。

国は仕事と治療の 両立を支援している

 従来から厚生労働省は『事業場における治療と仕事の両立支援のためのガイドライン』を示してきました。

このガイドラインの対象となっているのは、がん・脳卒中・肝炎・難病・心疾患・糖尿病などの治療です。

たとえば、がんで薬物治療を受けている人は倦怠感などを自覚し、思うように動けなくなることがあります。

こういった困難に対して、ガイドラインでは「始業及び終業の時刻を変更することにより、身体に負担のかかる通勤時間帯を避けて通勤するといった対応が可能となる」時差通勤制度などの、多くの支援策を紹介しています。(15)

令和3年12月にはこれらに加え『若年性認知症における治療と仕事の両立に関する手引き』も示されました。(16)

ここでは、**認知症になっても治療と仕事を両立した事例が紹介**されています。

また、**障害特性に応じた配慮や、勤務状況を主治医に提供する際の様式例**なども紹介されています。

ただし、新しい手引きで広くは知られていないため、まだまだ活用されていないのが現状です。

インターネットで閲覧することができますので、働き続けることを目標としている本人と家族、支援者、そして企業の皆様はこの手引きをぜひご一読ください。

国としても「若年性認知症の人が働き続けることを望むなら支援するべきである」との考えを示したのだと思います。

社内外の支援を活用しよう

かもした

認知症と診断されたあとも仕事を続けたいと思っている方には、社内と社外の支援を活用することをおすすめします。

社内だと、**相談窓口（障害のある職員への相談窓口など）を利用**するといいでしょう。

また、社外だと、**家族や行政の支援**などを活用して、通院や通勤を手伝ってもらう方法もあります。

なにより、1人で考え込まないことが大切です。活用できるものは活用しながら、認知症の治療と仕事を両立するための方法を考えていくとよいと思います。

第 5 章

症状が
変化して
きたときの
つきあい方

「症状の変化」と聞くと、多くの方はマイナスのイメージを抱くのではないでしょうか。そこには、大切な家族の顔がわからなくなる・何も覚えられなくなる・道に迷うようになるなど、それぞれの人が抱いている認知症に対する先入観が影響していると思われます。

　確かに症状は徐々に変化していきますが、認知症に限らず、すべての人は身体も記憶も徐々に変化します。年齢を重ねれば若いころより疲れやすくなりますし、視力がおとろえたり、相手の名前と顔が一致しづらくなったりします。小さな文字が見えにくければ老眼鏡を使用するようになりますし、疲れれば休むと思います。それぞれ自分に合った方法をとり、身体や記憶の変化とつきあっています。

　認知症も同様に、急に何も覚えられなくなるわけではなく、多くは上記のような誰もが経験する変化をたどりますし、かもしたさんのようにレビー小体型認知症と診断された人の場合は、幻視が視えるなど一般的にはない変化が生じる場合もあります。相談者にはこういった変化とも、うまくつきあっている方が多いです。

　ここでは「変化は全てが認知症のせいではない」ということや、「変化は全てがマイナスなことではない」ということ、そして「変化とのつきあい方」を紹介します。

35 ある日、 幻視が視えるように

対策

来島 よく視える場所に手を加えることで、
視えなくなる人もいるみたいです。

かもした 触れようとすると視えなくなりました。

触れようと待ち構えていると出てこなくなった

かもした

当初は「幻視（実際にはそこにはないものがみえること）」という概念がなかったので、見たままを信じていました。

また、私の場合視えたものが「若くて美しい女性」だったので「寂しい独身ひとり暮らしのために出てきてくれているのかな？」とも思ったりもしました。

▶ かもしたさんが
「幻視」で視えたもの

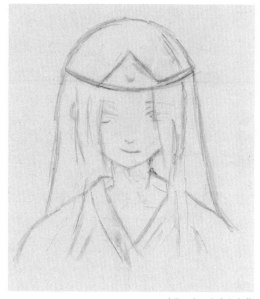

イラスト：かもした作

ただ、認知症の症状のひとつである「幻視」と気づいてからは、視えなくなるまで、視線をそらしてみたり、スマホで写真を撮ったりしました。

最近、同じ認知症の人から「幻視は実際に手で触ると消えるよ！」と言われて試そうとしたのですが、なぜか現れなくなりました。私に触られたくなかったのかもしれませんね（笑）。

周囲の環境に手を加えることで視えなくなる人も

相談者のなかには、かもしたさん以外にも幻視が視えるようになったという人が複数人います。

「巨大な男性の影が視えた」「床にガラスの破片が視えた」など、人によって視える内容はさまざまです。

ある男性は「視えているものが幻視や錯視である」と自覚していて、触ろうとすると消えるので、視えるときはあえて触って対処しています。

ある日、天井のくぼみに虫が視えたので、いつものように触れようとしたら、なんと本物の虫だったそうです。

本物の虫には触れたくないので、今度は天井のくぼみをふさいだそうです。それ以来、本物の虫以外は見えなくなりました。

この人のように**周囲の環境に手を加えることで、幻視や錯視が減ったりなくなったりする**こともあります。

時間を見失ってしまう

対策

来島 「認知症の人以外にも現れるものだ」という意識も大切です。
かもした 104ページで私なりの対処法を紹介しています。

当事者が 書いた書籍を読んで

　樋口直美さんという、レビー小体型認知症の当事者で、認知症について執筆活動をされている方がいます（かもしたさんも私も、精力的に執筆を続ける樋口さんのことをとても尊敬しています）。

　彼女の『「できる」と「できない」の間の人——脳は時間をさかのぼる』（晶文社, 2022）(17) に「・・・自分の時間感覚への信頼は完全に消えた」というフレーズがあります。

　また、樋口さんは本のなかで「時間と記憶は切り離せないので、未来の予定も過去の出来事もそれぞれバラバラに取り散らかって、いつのことなのかさっぱりわからない」とも述べています。

　これを初めて読んだときに、衝撃を受けたことを覚えています。

私がいままで担当した相談者のなかにも、時間や年月日がわからなくなったと言っていた人は大勢いましたが、それがどのような感覚なのか想像することができませんでした。

ところが樋口さんの本では、第三者が想像しやすいような言葉で表現されているのです。

誰にでもある症状 ともいえる

その一方で、この本では「樋口さんの家族や友人が、コロナ禍の影響で家にいる時間が長くなったせいで、日や曜日を間違えるようになった」ことも紹介されています。

私も含め、働いている人は、常に時間を意識しています。毎日時計や予定表を確認し、それを根拠に行動しています。

しかし、仕事がなくなれば、コロナ禍における樋口さんの家族や友人のように「何を頼りに行動すればよいのかわからなくなる」でしょう。

そのように考えると「時間を見失う」ということは、誰にでも十分にあり得ることなのだな、と思うようになりました。

樋口直美さんの本と出会い、**なんでも認知症の症状と決めつけるべきではないことに気づかされた**のです。

37 疲れやすくなる・集中できなくなる

対策

来島 認知症そのものが原因なのか、認知症がもたらす二次的なものが原因なのかによって対策は異なります。

かもした 102ページで私なりの対処法を紹介しています。

脳の容量が小さくなったと感じる人も

相談者のなかにも「疲れやすくなった」と言う人が少なくありません。このことについて「脳が疲れている・脳疲労」と表現する人もいます。

そういった方によると「脳が萎縮して容量が小さくなっているのに、人と同じ量のことをしようとすると、疲れて集中できなくなる」そうです。

運動不足が原因なこともある

また、ある人は一緒に歩いていた際に「少し坂道をのぼっただけでも疲れる」と話しました。呼吸もあがり辛そうでした。

ただし、この方の場合は、すぐ疲れてしまう理由は運動不足のようでした。

認知症になってから仕事のミスが増え、それにより仕事の依頼が減り、毎日

何もせず家でテレビを見て過ごしていることから起きる、運動不足です。

楽しいことなら
疲れを感じない人も

そのほかにも、会社でミスを指摘されることが多くなり、ストレスと緊張の毎日で疲れ切って集中できなくなり、さらにミスが増えたと言う人もいます。

ミスが増えたために指摘される機会も増え、疲れが蓄積し続ける、という悪循環を招いたようです。

結局その方は退職しましたが、現在は「趣味の自転車で毎日数十キロ走っても疲れない」と言うのです。楽しいことなら疲れたとは感じないみたいです。

原因を分析して
対策してみよう

このように考えると、**疲れて集中できなくなる理由は、①認知症が原因の場合と、②認知症がもたらす二次的な原因**（運動不足やストレスなど）とに分かれるようです。

①認知症そのものが原因で疲れる場合は、周囲に疲れていることを伝えて、無理せず休むことをすすめます。

②の二次的なことが原因の場合は、運動をして体力を維持したり、ストレスの少ない環境をつくったりするなど対策を講じることで、疲れて集中できなくなることを回避できるかもしれません。

38 文章を読むのが
難しくなってくる

対策

来島 箇条書きにするなど、文章の長さを調節する方法があります。
また、オーディオブックなども便利です。

かもした 104ページで私なりの対処法を紹介しています。

できるだけ
箇条書きのかたちにする

かもしたさんは認知症当事者として講演活動をしています。

講演をするときはパワーポイントのスライドを自分で作成し、それを「自分でも見ながら」話をしています。

そのスライドの内容ですが、最初はいろいろなことを盛り込んでいたために、1文1文が長くなっていました。

それによって「いま、スライドのどの部分のことを話しているのか」がわからなくなってしまうみたいでした。

焦って頭が真っ白になり、お話も止まってしまったそうです。

そこで、私はかもしたさんと相談しながら、**長くなってしまった文を箇条書きに直しました。**

そうしたところ、読んでいる箇所を見失うことはなくなり、さらに上手く話せるようになったのです。このように、工夫次第で読みにくいものも読みやすくなります。

機器などを利用して工夫する

最近は、読者が読みやすいことに配慮した本なども多数出ています。

特に文庫本は活字が小さくて読みにくいイメージがありますが、全く同じ内容で、より読みやすい「大活字本*」が出版されていることがあります。

＊「大活字本」とは、視力の弱い方や高齢で文字が読みづらくなった方にも読みやすいように、文字の大きさや行間等を調整し大きな活字で組みなおした本のことです。(18)

また、**電子書籍では、自分で文字の大きさを設定**することができます。認知症になったとしても、すぐに本が読めなくなるわけではありません。いろいろ試してみるとよいでしょう。

それでも読みづらくなったときは、**本の内容を聞くことのできる「オーディオブック」**があります。

ちょっとした工夫をしたり、機器を利用したりすることで、一部ではありますが解決できることもあるのです。

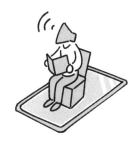

39 感性が
研ぎ澄まされてくる

来島 ❬ 認知症になっても
その人の魅力がなくなるわけではありません。

マイナスなことばかり
ではない

認知症による変化は、マイナスに作用することばかりではありません。

『認知症のわたしから、10代のあなたへ』(岩波書店, 2022) (19) の著者である、さとうみきさんは、認知症になる前よりも認知症になったあとのほうが、**感性がより研ぎ澄まされた**と話されています。

具体的には、相手が笑顔を見せていても、その人のちょっとした表情やしぐさから、その笑顔は表面的なものであるとわかるようになったそうです。逆に、彼女のことを好意的に見ている人のこともわかるとのことでした。

私から見た彼女は聡明な人で、おそらく、もともと観察力に優れていたのだろうと思います。しかし、認知症になってからの感じ方はそれとは異なると言います。

当事者が感じた悔しさ

さとうみきさんは認知症と診断されてから、悔しい思いを何度もしています。1人で行動できるのに「認知症だ」と告げる度に、家族の同伴を指示されたそうです。

もちろんこれは**「認知症の人は1人では何もできないはずだ」という偏見**です。彼女を見れば、1人で行動できるのは明らかであるのに、認知症だと知ったとたんに、考えが変わる背景には認知症に対する思い込みがあります。

この話を聞いたとき、あまりの偏見に私は怒りに震えました。彼女は辛い経験を積み重ねていくなかで、より感性が研ぎ澄まされていったのかもしれません。

認知症になっても「その人の魅力」がある

さとうみきさんにはたくさんの優れた力があります。

スタイルがよく美人なことも大いなる才能ですが、多くの認知症の人たちを元気づける活動も、彼女の魅力です。

私の担当する人のなかにも、彼女とお話することで元気になった人が何人もいます。

今後、彼女と一緒に「女性の認知症の当事者会をつくりたい」と話をしています。彼女のピアサポート力に、これからも多くの人が元気づけられることでしょう。そう考える私も、間違いなく彼女に支えられているのです。

40 認知症で亡くなるわけではないことを理解しておこう

来島 人はさまざまな要因で亡くなります。ネットの情報を信じすぎないことは、精神的にも大切です。

かもした 悔いのないように、やりたいことは早めにやるようにしています。

ネットの情報で不安になる人も

先日、認知症と診断されたばかりの人から「認知症の症状の変化」についての質問を受けました。

彼は認知症についてのさまざまな情報を集めているそうですが、そのなかで「認知症になると症状が悪化して、いずれ亡くなる」という内容を目にしたそうです。

しかし彼によれば「自分はとても元気で、人一倍体力もあるので、認知症と死がどうしても結びつかない」とのことでした。

人が亡くなる理由はさまざま

彼が、このように疑問に思うのは当然です。私は彼に「人はいずれにせよ亡くなるが、それは認知症が理由ではない」と答えました。

人が亡くなる理由は、がんや心疾患、肺炎などさまざまです。

彼には具体例として、誤嚥性肺炎＊の話をしました。

高齢になると、この誤嚥性肺炎を繰り返して亡くなる人の割合も高くなります。

＊誤嚥性肺炎とは、食べ物や飲み物を飲み込む機能や、反射的にむせて気管からそれら異物を出す機能が低下することで起きる肺炎です。

若年性認知症の人のなかにも、この誤嚥性肺炎で亡くなった人がいます。逆に認知症になっても、これらの機能などが低下せず、誤嚥性肺炎にならない人もいます。

人は認知症のありなしにかかわらず、いずれ何かしらの理由で亡くなるのです。認知症になったから亡くなるわけではありません。

「認知症＝亡くなる」ということは、誤解に過ぎないのです。

私は認知症の記憶障害で、物事をすべて忘れてしまっても亡くなるわけではない、とは思っていました。

ただ「若年性認知症は進行が早いときもある」と聞いていたので、悔いを残さないように**「できるだけやりたいことは早めにやる」**ように心がけています。

当事者が受けられる
社会保障を知ろう

来島 ここでは認知症の当事者が受けられる社会保障を簡単に紹介しています。詳しくは、若年性認知症支援コーディネーターなどの支援者に相談してみてください。

▶ 当事者が受けられる社会保障

当事者が受けられる社会保障	内容	補足
❶ 精神障害者保健福祉手帳	・障害者雇用枠の対象となる ・公共料金などの割引 ・公共交通機関の割引 ・等級毎に異なる税の控除や減免（所得税, 住民税, 相続税, 贈与税, 自動車税, 個人事業税）	・申請は初診から半年経過していることが条件 ・❷ と同時申請すると、❶ の診断書1枚で両方の申請ができる
❷ 自立支援医療受給者証	・通院での診察、精神薬の処方、デイケア、訪問看護通院による負担が1割に軽減 ・所得に応じた月あたりの自己負担額に上限が設けられる ※指定の医療機関と薬局が対象	・東京都は世帯の国保加入者全員の住民税が非課税の場合、国保受給者証の対象となり、1割の自己負担を国民健康保険で負担（自己負担がなくなる）

当事者が受けられる社会保障	内容	補足
3 心身障害者医療費助成制度 （マル障）	・住民税課税者は医療費1割に軽減 ・住民税課税者は月あたりの自己負担額に上限が設けられる ・住民税非課税者は負担なし	・**1** が1級の場合に **3** の対象となる ・**2** 入院も対象
4 特定医療費 （指定難病） 受給者証	・医療費2割に軽減 ・所得に応じた月あたりの自己負担額に上限が設けられる ※指定の医療機関が対象	・**2** 入院も対象 ・**2** と **3** では、**2** が優先
5 難病見舞金 （難病補助金、難病助成金）制度	・助成金が支給される ※自治体制度であり、制度の名称、金額、支給方法が自治体毎で異なる	・通常 **4** を所持している場合対象となる
6 特別障害者手当	・27,980円/月（令和5年4月より）支給される	・対象は身体又は精神に著しい重複障害を有する人又はこれに準ずる人、かつ、重度の障害があるため、日常生活において常時の介護を必要とする人 ・65歳以上の人も対象

当事者が受けられる社会保障	内容	補足
7 障害年金	・ 障害基礎年金（令和5年4月分から／67歳以下の方（昭和31年4月2日以後生まれ）の場合） 　1級 993,750円 + 子の加算額※ 　2級 795,000円 + 子の加算額※ ※子の加算額…当事者に生計を維持されている子がいる場合に加算されるもの ・ 障害厚生年金 　2級か1級に該当すると、障害基礎年金に加えて厚生年金が支給される ※3級は障害基礎年金の支給はなく、厚生年金のみ支給される ・ 特別支給の老齢厚生年金（報酬比例部分）の対象者は定額部分の支給開始年齢到達前に障害の状態になった場合、障害者特例の適用を受けることができる	・ 初診日に加入していた年金の種類により、支給が障害基礎年金、障害厚生年金のいずれかに分かれる ・ 原則初診から1年半経過しないと申請できない ・ 納付要件を満たしていないと対象とならない ・ 2級以上に該当すると届け出により国民年金保険料の支払いが法廷免除により全額免除となる
8 傷病手当金	・ 1日あたりの支給額は支給開始日の以前12カ月の各標準報酬月額を平均し、これを30日間で割った金額の2/3 ・ 最初に傷病手当金が支給された日から最長1年6カ月支給される	・ 傷病手当金が支給される期間は、令和4年1月1日より、支給を開始した日から通算して1年6カ月に変わった（令和2年7月1日以前の場合は従来通り）

9 その他の社会保障

・ 失業保険
・ 生命保険の介護保険や介護の特約（一時金、年金、一時金と年金のタイプあり）
・ 団体信用生命保険高度障害状態のローン完済

障害者の子ども、あるいは障害をもつ子どもが対象	内容	補足
10 児童扶養手当	• 本体額（令和4年4月1日の額） 　全部支給 43,070円/月 　一部支給 43,060円〜 　　　　　　10,160円/月 （第2子、3子は加算あり） ※扶養義務者などについて、それぞれ前年の所得に応じた支給の制限あり	• ひとり親でなくとも、父又は母が重度の障害（手帳1・2級程度）であれば対象 • **18歳に達した年度末（3月末）までの児童が対象（児童が一定の障害を有する場合は20歳未満）**
11 児童育成手当	• 東京都が実施している自治体制度 • 児童1人につき13,500円/月 ※扶養義務者などについて、それぞれ前年の所得に応じた支給の制限あり	• ひとり親でなくとも、父又は母が重度の障害（手帳1・2級程度）であれば対象 • **18歳に達した年度末（3月末）までの児童が対象**
12 特別児童扶養手当	• 精神又は身体に障害を有する児童について手当を支給（令和5年4月より） 　1級 53,700円 　2級 35,760円 ※扶養義務者などについて、それぞれ前年の所得に応じた支給の制限あり	• 給付対象の児童が20歳未満 • **10** 親に対する支給、**12** 障害児童のいる家庭に対する支給、**11** 自治体制度であり対象と制度が異なり全て併給可能
13 その他の社会保障	• 就学援助制度 • 高等学校等就学支援制度 • 奨学金	

参 考 文 献

1 日本神経学会監修，「認知症疾患診療ガイドライン」作成合同委員会編集『認知症疾患治療ガイドライン2010』（医学書院，2010）

2 政府広報オンライン「知っておきたい認知症の基本」
(https://www.gov-online.go.jp/useful/article/201308/1.html)

3 厚生労働省ホームページ『令和6年度の同時報酬改定に向けた意見交換会（第2回）資料』(https://www.mhlw.go.jp/content/12404000/001088514.pdf)

4 東京都の認知症ポータルサイト「とうきょう認知症ナビ」ウェブサイト「東京都若年性認知症生活実態調査（平成20年8月）」(https://www.fukushi.metro.tokyo.lg.jp/zaishien/ninchishou_navi/torikumi/chousa/jakunensei/index.html)

5 厚生労働省ホームページ「令和4年度「ヤングケアラー認知度向上のための広報啓発」について」
(https://www.mhlw.go.jp/stf/newpage_29966.html)

6 おれんじドアー宮城の認知症をともに考える会ホームページ（https://miyagininntishou.jimdofree.com/%E3%81%8A%E3%82%8C%E3%82%93%E3%81%98%E3%83%89%E3%82%A2/）

7 厚生労働省ホームページ「成年後見はやわかり：ご本人・家族・地域のみなさまへ（成年後見制度とは）」
(https://guardianship.mhlw.go.jp/personal/)

8 厚生労働省 認知症施策推進関係閣僚会議『認知症施策推進大綱』
(https://www.mhlw.go.jp/content/000522832.pdf)

9 国土交通省ウェブサイト『交通事業者に向けた接遇ガイドライン（認知症の人編）』
(https://www.mlit.go.jp/sogoseisaku/barrierfree/sosei_barrierfree_tk_000257.html)

10 消費者庁ウェブサイト「あなたの契約、大丈夫？」
(https://www.caa.go.jp/publication/pamphlet/pdf/info_pamphlet_171115_0001.pdf)

11 消費者庁ウェブサイト「消費者ホットライン」
(https://www.caa.go.jp/policies/policy/local_cooperation/local_consumer_administration/hotline/)

12 公益財団法人日本交通管理技術協会ホームページ
(https://tmt.or.jp/)

13 厚生労働省ホームページ「事業主の方へ：障害者雇用のルール」
(https://www.mhlw.go.jp/stf/seisakunitsuite/bunya/koyou_roudou/koyou/jigyounushi/page10.html)

14 厚生労働省ホームページ「職場適応援助者（ジョブコーチ）支援事業について」
(https://www.mhlw.go.jp/stf/seisakunitsuite/bunya/koyou_roudou/koyou/shougaishakoyou/06a.html)

15 厚生労働省ホームページ『事業場における治療と仕事の両立支援のためのガイドライン』
(https://www.mhlw.go.jp/content/11200000/001088186.pdf)

16 令和3年度厚生労働省老人保健健康増進等事業「若年性認知症疾者の就労支援のための調査研究事業」検討委員会委員『若年性認知症における治療と仕事の両立に関する手引き』
(https://www.hyogos.johas.go.jp/sanpo/wp-content/uploads/2022/02/r03mhlw_kaigo2021_01.pdf)

17 樋口直美著『「できる」と「できない」の間の人——脳は時間をさかのぼる』(晶文社, 2022)

18 社会福祉法人埼玉福祉会ホームページ「大活字本シリーズ」
(https://www.saifuku.com/daikatsuji/index.html)

19 さとうみき著『認知症のわたしから、10代のあなたへ』
(岩波書店, 2022)

おわりに

来島

私たちは、認知症と診断された本人とその家族が一緒に読んでくださることを願いつつ、本書を執筆しました。最近は本人や家族を対象とした本も出版されるようになりましたが、大半を占めているのは、家族と医療・福祉などの専門職に向けられたものです。

当事者であるかもしたさんと、約35年にわたり認知症の人と関わり続けてきた私がこだわったのは「本人だけでもなく、家族だけでもなく、本人と家族が一緒に読める本をつくる」ということでした。

今回執筆のご依頼を受けた際、まずかもしたさんを含む複数名の認知症の本人に「本人と家族が一緒に読める本の構成」について意見を伺いました。ある人は「本人と家族の読むところがわけられていたら不快な気分になる。差別されている気がするので、わけないほうがよい」と話されました。また、ある人は「進行の段階に合わせて章を組むことや、寝たきりになったときの対応など書く必要

はない」と話されました。「そんな本はいくらでも手に入る」と言うのです。

そうではなく「認知症の本人が元気に活躍していることを紹介したり、読んだ人が元気づけられたりする本がよい」とおっしゃっていました。何よりも認知症の本人に読んでいただきたかったので、こういった意見やアドバイスがとてもありがたかったです。これらの意見やアドバイスが本書の基礎となっています。

相談員の私が届けられるのは、相談者皆様の事例紹介や、制度の活用などです。そしてかもしたさんが届けられるのは、認知症の本人としての思いや工夫、生き方です。かもしたさんと私が力を合わせて執筆した本書が、皆様の新たな一歩になることを願っています。

これまで関わってきたすべての認知症の本人、家族、関係者の方々、そして本書を手にして下さった皆様に感謝を申し上げます。

2023年11月 来島みのり

かもした

かつて認知症と診断される前、仕事が上手くいかず「仕事を辞めたいな」と思ったときから、現在に至るまで、多くの人に支えられ、助けられ、協力もしてもらいました。

そのおかげで、仕事や趣味を続けることができ、また、ボランティアなどの啓発活動、さらに今回の執筆に至るまで本当にさまざまなことに挑戦させていただきました。自分でも、とても有意義な人生になったと思います。

認知症の私が、仕事やピアノの練習などがあるなかで、執筆活動をおこなうには、さまざまな困難がありました。

執筆活動では締め切りに間に合わないこともあり、編集の方には大変なご迷惑をおかけしてしまいました。

ただ、このような困難があるなかで、ようやく書籍が完成しました。この喜びは、はかりしれないものです。

本書では主に私の対策を紹介しましたが、認知症の症状で記憶障害は共通するものの、そのほかの症状はさまざまで度合いによっても異なります。

ただし、少しでも早い段階から自分に合った対策を探し、さらには、行政の支援や各種サポート、相談窓口も活用し自分の生活環境を安定させていくことがとても大切だと思っています。

願わくば、この本を読んでくれた読者のみなさんが、本書を参考にして、前向きな気持ちになり、希望をもって明るい未来を歩んでいただけることを祈りつつ。

2023年11月　かもした まこと

著者プロフィール

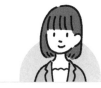

来島 みのり
きたじま・みのり

東京都多摩若年性認知症総合支援
センター、センター長。
若年期アルツハイマー病と診断され
た方と出会ったことをきっかけに、
若年性認知症当事者と家族の会を
立ち上げる。
2016年11月より東京都多摩若年性
認知症総合支援センターに勤務。

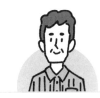

かもした まこと

認知症（若年性認知症）当事者。
2016年に「レビー小体型認知症」
と診断されたものの、部署異動な
どを経て、現在も仕事を続ける。
また、ひとり暮らしも続けながら、
認知症当事者の会などへも積極的
に参加している。

お出かけ前チェックリスト

43ページで紹介した
「お出かけ前チェックリスト」（かもしたまことさん作）は
以下からダウンロードしてください!

https://www.shoeisha.co.jp/book/
download/9784798181776

ブックデザイン	小口翔平＋嵩あかり＋畑中茜（tobufune）
カバー・本文イラスト	髙栁浩太郎
DTP	株式会社シンクス

本人と支援者が教える!

認知症になったあとも「ひとり暮らし・仕事」を続ける方法

2023年　12月20日　初版第1刷発行

著者	来島（きたじま）みのり、かもしたまこと
発行人	佐々木 幹夫
発行所	株式会社 翔泳社（https://www.shoeisha.co.jp）
印刷・製本	日経印刷 株式会社

ISBN978-4-7981- 8177-6
Printed in Japan